大腿骨近位部骨折
チーム医療スターターガイド

hip fracture

編著
富山市民病院高齢者大腿骨近位部骨折に対する
多職種連携アプローチプロジェクトチーム

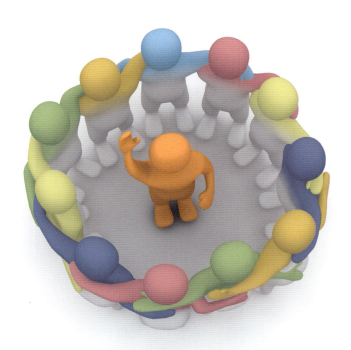

MEDICAL VIEW

本書では，厳密な指示・副作用・投薬スケジュール等について記載されていますが，これらは変更される可能性があります。本書で言及されている薬品については，製品に添付されている製造者による情報を十分にご参照ください。

Starter guide for the multidisciplinary approach for geriatric hip fractures
(ISBN978-4-7583-1873-0 C3047)

Editor : Toyama municipal hospital multidisciplinary approach project team for geriatric hip fractures

2019. 10. 20 1st ed

©MEDICAL VIEW, 2019
Printed and Bound in Japan

Medical View Co., Ltd.
2-30 Ichigayahommuracho, Shinjuku-ku, Tokyo, 162-0845, Japan
E-mail ed@medicalview.co.jp

序　文

　高齢者人口の増加とともに，高齢者大腿骨近位部骨折は増加し，現在約20万例発生していると推定されています。その数はさらに増加することが予想されています。大腿骨近位部骨折をきっかけとしてそれまで独歩できた方が，介護が必要になる場合や，寝たきりになることも少なくありません。また高齢者大腿骨近位部骨折は生命予後にも影響し，1年後の死亡率は15〜30%といわれており，重篤な骨折です。そのため患者さん本人のみならず，家族さらには社会経済的負担も少なくありません。

　高齢者骨折治療では，①安全・円滑な早期手術，②既存疾患を含めた周術期の全身管理，③転倒予防と骨粗鬆症治療を中心とした二次骨折予防が重要です。『大腿骨頚部/転子部骨折診療ガイドライン』では，早期手術は合併症が少なく，生存率が高く，入院期間が短いことよりできるだけ早い手術を推奨していますが，現実的には入院から手術までの期間は全国平均で4.2日（日本整形外科学会骨粗鬆症委員会 大腿骨近位部骨折 全国調査2017年）となっており，欧米に比較して著しく長くなっています。手術待機期間が長くなることにより，せん妄，褥瘡，誤嚥性肺炎，尿路感染症，深部静脈血栓症をきたしやすく，手術後の回復も遅れ，予後が不良になります。そのため多職種の協力による早期手術，周術期管理，二次骨折予防が不可欠になります。欧米では十数年前から，老年病医を含めた多職種連携診療（orthogeriatric comanagement）が行われ，過去の多くの報告からは，手術待機期間短縮，合併症減少，入院期間短縮，入院中死亡率低下，再入院率低下，長期死亡率低下，医療費削減が明らかとなっています。また高齢者は，元々多くの既存疾患を伴っていることが少なくなく，ただ単に骨折の治療を行うだけでは十分な治療とはいえません。

　われわれの施設では，2013年から病院のチーム医療プロジェクトとして，高齢者大腿骨近位部骨折に対する多職種連携チームを構成し，診療を行っています。その際の基本方針として，さまざまな既存疾患を有する高齢者骨折を単なる整形外科の骨折患者としてではなく，骨折を有する高齢患者として病院全体で治療することにいたしました。その結果，欧米の成績と遜色ない成果が得られています。

　本書では富山市民病院で行っている大腿骨近位部骨折に対する多職種連携診療の経験から，導入の参考となる事項に関してQ&A形式で紹介します。本書が各施設で多職種連携診療導入の際の一助となれば幸いです。

2019年9月

富山市民病院高齢者大腿骨近位部骨折に対する
多職種連携アプローチプロジェクトチーム

澤口　毅

目　次

Ⅰ章　大腿骨近位部骨折を取り巻く現状

わが国の医療の現状 ……………………………………………………… 2

安全・円滑な早期手術 …………………………………………………… 4

　適切な手術時期 ………………………………………… 4

　海外での取り組み ……………………………………… 6

　当院での取り組み ……………………………………… 8

　コラム 早期手術と抗凝固薬 ……………… 11

既存疾患を含めた周術期の全身管理 ………………………………… 14

　チームで取り組む全身管理 ………………………… 14

　当院のチーム医療開始後の評価 …………………… 14

二次骨折予防（骨粗鬆症治療，転倒予防）………………………… 18

　二次骨折のリスク ……………………………… 18

　二次骨折予防の取り組み ……………………… 19

　急性期病棟での取り組み ……………………… 19

　骨粗鬆症治療継続に向けた取り組み ……… 22

Ⅱ章　チーム医療導入のステップ

● **ステップ1**　まずは，自施設の分析からやってみよう …………… 28

● **ステップ2**　他科の協力を取り付けよう
　　　　　　　キーワードは「仕事量は増えません」 ……………… 30

大腿骨近位部骨折チーム医療スターターガイド

● ステップ *3* チームが効率的に動けるようにしよう ……………… 34

● ステップ *4* 実際に，チーム全体と各科用の
マニュアルを作ってみよう ……………… 38

● ステップ *5* ステップ1のデータと比較して，
改善率を確認しよう ……………… 42

Ⅲ章 各部門別の大腿骨近位部骨折 簡易マニュアル

- 地域連携部門 ……………………………………………………… 46
- 整形外科外来 ……………………………………………………… 49
- 救急科 ……………………………………………………………… 50
- 内科 ………………………………………………………………… 54
- 麻酔科 ……………………………………………………………… 57
- 周術期ケア部門 …………………………………………………… 60
- リハビリテーション部門 ………………………………………… 67
- 薬剤部門 …………………………………………………………… 70
- 栄養科 ……………………………………………………………… 76
- メディカルソーシャルワーカー（MSW）………………… 83

参考文献一覧 ……………………………………………………………… 86

世界的な行動の呼びかけ：
Global Call to Action on Fragility Fractures 2018 ……………… 88

索引 ………………………………………………………………………… 93

執筆者一覧

澤口　毅（さわぐち　たけし）　富山市民病院副院長／整形外科部長

重本　顕史（しげもと　けんじ）　富山市民病院整形外科医長／とやま高齢者骨折センター
センター長

清水　暁子（しみず　あきこ）　富山市民病院内分泌内科部長／内科医長

永川　保（ながかわ　たもつ）　富山市民病院麻酔科部長

長谷川雄介（はせがわ　ゆうすけ）　富山市民病院精神科部長

犬嶋　博美（いぬじま　ひろみ）　富山市民病院整形外科病棟副看護師長

吉岡　愛奈（よしおか　やすな）　富山市民病院救急科主査看護師

下村　歩美（しもむら　あゆみ）　富山市民病院主任理学療法士

萩行　正博（はんぎょう　まさひろ）　富山市民病院主任薬剤師

平井美佐子（ひらい　みさこ）　富山市民病院栄養科栄養管理係長／管理栄養士

井上　佳代（いのうえ　かよ）　富山市役所福祉保健部生活支援課ソーシャルワーカー

I章

大腿骨近位部骨折を取り巻く現状

Ⅰ章　大腿骨近位部骨折を取り巻く現状

わが国の医療の現状

　大腿骨近位部骨折は，高齢者によく起こる骨折で，現在大きな社会問題となっています。2018年現在で，年間約20万人が本骨折を起こし，将来的に**患者数は年間30万人に上る**のではと予測されています。このことは，患者自身のみならず，介護する家族の負担，また社会経済的負担も大きくなることを意味しています。

● 高齢者大腿骨近位部骨折

頚部骨折

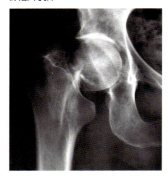

転子部骨折

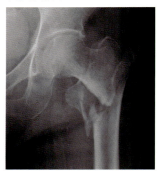

● 大腿骨頚部／転子部骨折推計発生数

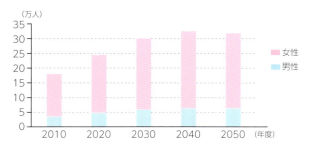

（「日本整形外科学会診療ガイドライン委員会／大腿骨頚部／転子部骨折診療ガイドライン策定委員会：大腿骨頚部／転子部骨折診療ガイドライン改訂第2版．p26．2011年，南江堂」より許可を得て転載）

ところで，医療における最悪の事態とは何でしょうか？　それは，
① 死に至る
② 寝たきりになる
③ 大きな機能障害を残す

であるといえます。そして高齢者の大腿骨近位部骨折は，このすべてに該当するのです。特に，高齢者の骨折はその特徴として，骨粗鬆症や身体機能の低下に加えさまざまな内科疾患の合併症を抱えている患者が多く，**単に骨折を治療するだけでは不十分**です。そして整形外科医ができることには限界があり，骨折以外を診ていくためには**チーム医療が不可欠**なのです。

高齢者骨折を治療するうえでの要点をまとめると以下のようになります。
① 安全・円滑な早期手術
② 既存疾患を含めた周術期の全身管理
③ 二次骨折予防（骨粗鬆症治療，転倒予防）

次項からは，これらについて，当院での具体的な取り組みやその結果なども含めて解説していきます。

● 高齢者骨折の特徴

- 転倒骨折が多い
- 骨粗鬆症を合併
- 70歳以上では内科的合併症が多い
- 身体機能低下および精神的状態の低下

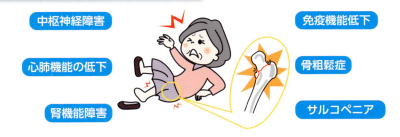

➡ 単に骨折を固定するだけでは済まない

安全・円滑な早期手術

適切な手術時期

　『大腿骨頚部/転子部骨折診療ガイドライン 改訂第2版』（2011年，南江堂）では，「できる限り早期の手術を推奨する（Grade B）」とされており，早期に手術を行うと合併症が少なく，生存率が高く，入院期間が短いことから，できるだけ早い手術を推奨しています。

　ところが，日本整形外科学会骨粗鬆症委員会が2017年に行った大腿骨近位部骨折の全国調査では，**入院から手術までの日数は平均4.2日**という結果でした。術前待機期間が3日以上となった大きな要因としては，「手術室の確保が困難」という理由が50.2％と最も多い回答でした。

● 大腿骨近位部骨折における手術待機期間と入院期間

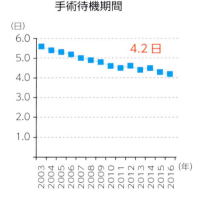
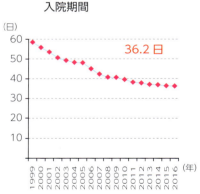

（文献1より）

「できる限り早期の手術を行う」重要性はわかっているものの，実際にはさまざまな要因により手術までの待機期間が長くなっているのです。これは整形外科医だけではどうすることもできません。繰り返しになりますが，高齢者の骨折治療では，さまざまな職種がかかわって，チーム医療を行うことが重要なのです。

● 術前待機期間が3日以上となった要因

赤字のものは，医療側の問題です。努力して解決することが必要です。

・手術室の確保が困難	50.2%
・合併症	24.5%
・麻酔科医の確保が困難	24.2%
・抗血小板薬・抗凝固薬	22.4%
・執刀医の確保が困難	19.2%

（文献1より）

● 受傷から復帰までの流れ

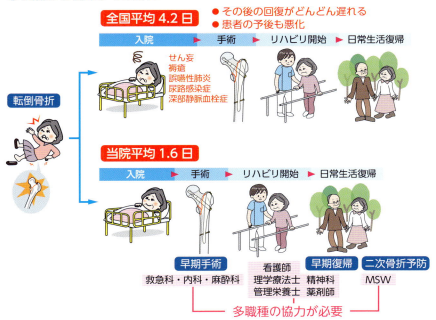

● 高齢者骨折治療の各段階

術前	• 対象症例：80歳以上，既存疾患のある70歳以上 • 早急に適正化，24時間以内の手術
手術	• 1回限りの手術，適した手術法 • 適した麻酔
術後	• 病棟で多職種管理 • 退院管理
リハビリテーション	• 老年病科による評価，既存疾患治療 • 病棟回診
外来	• 整形外科定期的受診 • 老年病科定期受診，必要に応じ加療 • 二次骨折予防

海外での取り組み

　海外では高齢者大腿骨近位部骨折にどのように取り組んでいるのでしょうか。例として英国の現状を紹介します。

　英国では，整形外科医と老年病医が共同で治療にあたっています。国としても，よい診療に対しては支払いが加算される"Best Practice Tariff"という診療報酬制度があり，例えば救急室到着から36時間以内の手術を行うと診療報酬が加算されます。

● よい診療に対する支払い加算（Best Practice Tariff，英国）

- 救急室到着から36時間以内の手術
  （もしくは診断から麻酔開始まで）
- 老年病医による72時間以内の評価
- 術前，術後の簡易認知機能評価
- 老年病科，整形外科，麻酔科の同意したプロトコールに従った入院
- 多職種連携リハビリチームによる術後治療
- 再骨折予防評価
- 転倒評価

"National Hip Fracture Database 2013"によると，このシステムが始まってから，48時間以内の手術が86％，退院時骨粗鬆症治療薬投与率が69％とよい結果が出ています。

また，整形外科・老年病科が共同で診療することにより，手術待機期間の短縮や合併症の減少などのよいエビデンスも出ています。

● National Hip Fracture Database 2013（英国）

参加施設：180
登録症例数：61,508

・受診から整形外科病棟への入院が4時間以内：50％
・48時間以内の手術：86％
・褥瘡発生率：3.5％
・術前の整形老年病科医 (orthogeriatrician) による評価：47％
・退院時骨粗鬆症治療薬投与率：69％
・退院前の転倒評価：94％

● 整形外科・老年病科共同診療 - エビデンス

・手術待機期間短縮
・合併症減少
・入院期間短縮
・入院中死亡率低下
・再入院率低下
・長期死亡率低下
・医療費削減

（文献2~7より）

当院での取り組み

　これまで述べてきたように早期手術の重要性を痛感し，当院では10年前から大腿骨近位部骨折の早期手術に取り組んできました。ところが，それまでのシステムでは医療スタッフがストレスを多く抱えてしまい，院内に軋轢が生じる事態となってしまいました。そこで，システム自体から改革すべく，2013年に「富山市民病院チーム医療プロジェクト」を立ち上げ，その基本方針として「高齢者骨折を単なる整形外科の骨折患者としてではなく，骨折を有する高齢患者として病院全体で治療する」を掲げました。

● 富山市民病院チーム医療プロジェクト（2013年〜）

【高齢者大腿骨近位部骨折に対する多職種連携アプローチ】

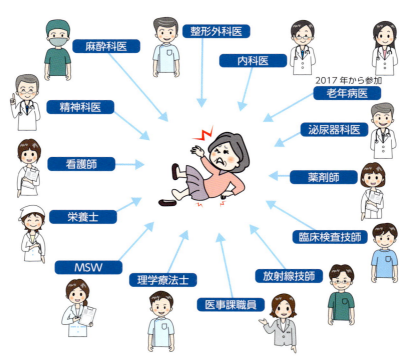

詳細なチーム医療導入のステップは，Ⅱ章「チーム医療導入のステップ」（p.28）で解説していますが，月1回のチーム会議を行い，

①自施設の現状把握
②他の職種に多職種連携の必要性を認識してもらう
③各部門内の改良点の検討
④他部門との連携の問題点の検討
⑤チームのメンバーと良好な関係を構築し，強制はしない
⑥結果を定期的に提示する

という流れでチーム医療を導入し，術前評価や手術時期などについて，院内ガイドラインやマニュアルを作成しました。

● 院内ガイドライン・マニュアル

・組織構成（多職種）
・術前評価
・手術時期
・予防的抗菌薬投与
・血栓予防・抗凝固療法
・疼痛コントロール
・術後ケア（術前から抗凝固療法中の場合など）
・せん妄予防と治療
・骨粗鬆症の診断と治療
・栄養管理

また，院内紹介状を撤廃し，専用カルテを作成することで，患者情報が一元化でき，医師・メディカルスタッフともに経験の有無にかかわらない統一された均一な初療体制をとることができました。その結果，平日では**患者が搬送されてから，通常3～5時間で手術を行えるようになりました**。

● 現在の手術までの流れ

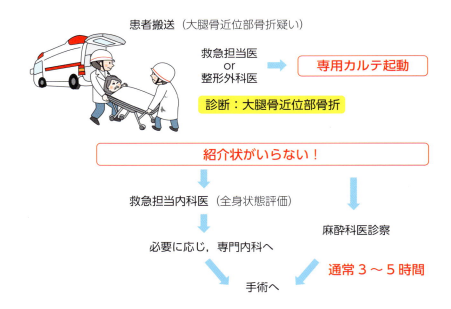

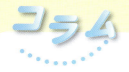

早期手術と抗凝固薬

　抗凝固薬服用の場合，早期手術は不可能なのでしょうか。この問題について，著者らは抗血小板薬・抗凝固薬が早期手術の周術期に与える影響を検討しました。具体的には入院後2日以内に手術治療を行った大腿骨近位部骨折患者を，術前抗血小板薬・抗凝固薬内服群と非内服群に分け，周術期データおよび1年後死亡率について比較検討しました。

● 対象

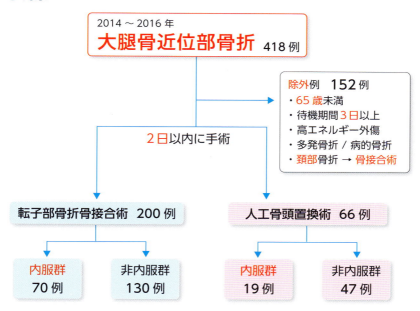

● 抗血小板薬・抗凝固薬の種類

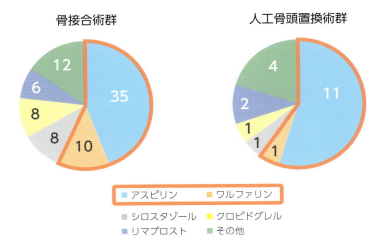

● 患者背景

NS：no significant

内服有無	骨接合術群 (n=200)		P値	人工骨頭置換術群 (n=66)		P値
	内服群 (n=70)	非内服群 (n=130)		内服群 (n=19)	非内服群 (n=47)	
年齢（歳）	85.2±7.4	86.1±7.9	NS	85.1±6.1	83.6±7.0	NS
性別	男21,女49	男24,女106	NS	男4,女15	男6,女41	NS
身長(cm)	149.8±9.4	148.9±9.2	NS	153.7±9.3	151.8±8.0	NS
体重(kg)	50.7±10.7	45.4±10.2	0.001	50.2±11.1	47.3±7.7	NS
BMI(kg/m²)	22.6±4.4	20.7±4.1	0.003	21.1±3.7	20.6±2.8	NS

骨接合術群の体重，BMIは内服群で有意に高値

結果を示しますが，抗血小板薬・抗凝固薬内服下であっても，翌日までの出血は少し多くなりますが，術後7日までの出血量，輸血量，周術期合併症や1年後死亡率は増加しませんでした．

つまり，**抗血小板薬・抗凝固薬内服下でも，適切な周術期管理の下に早期手術を行うことが望ましい**といえます．

● 推定出血量（術前〜術翌日）

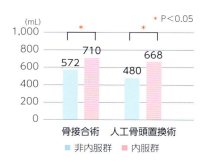

● 推定出血量（術前〜術後7日）

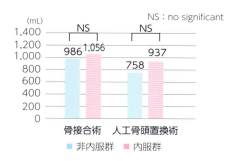

● その他の周術期データ

NS：no significant

内服有無	骨接合術群 (n=200)		P値	人工骨頭置換術群 (n=66)		P値
	内服群 (n=70)	非内服群 (n=130)		内服群 (n=19)	非内服群 (n=47)	
腰椎麻酔(%)	41.4	90.8	0.012	52.6	66.0	0.312
全身麻酔(%)	58.6	9.2	0.003	47.4	34.0	0.312
輸血率(%)	57.1	60.0	NS	36.8	23.4	NS
輸血量(u)	1.9±2.1	2.1±2.3	NS	1.1±1.8	0.6±1.2	NS
入院日数(日)	18.7	19.0	NS	19.9	19.1	NS
1年後死亡率(%)	14.7 (10/68)	13.9 (17/122)	NS	15.8 (3/19)	15.2 (7/46)	NS

輸血率，輸血量，入院日数，1年後死亡率 に有意差なし

（文献8より）

既存疾患を含めた周術期の全身管理

チームで取り組む全身管理

　周術期の全身管理には，薬剤管理（病棟薬剤師）や早期リハビリテーション（リハビリテーション科），せん妄評価・予防（病棟看護師）など，チーム医療が特に重要となってきます。各科の詳細なマニュアルは，Ⅲ章「各部門別の大腿骨近位部骨折簡易マニュアル」を参照してください。

　ここでは，チーム医療を開始後にどのような改善があったのか，当院の実際のデータを示したいと思います。

当院のチーム医療開始後の評価

　2013年に「富山市民病院チーム医療プロジェクト」を立ち上げ，2014年からシステムを本格導入しました。手術待機期間は全国平均（4.2日）より短く，2017年は平均1.6日でした。また，在院日数も全国平均36.2日に対し21.1日まで減らすことができました。さらに術後合併症である尿閉改善率の上昇や肺炎の発症を抑えることに成功しました。

● 手術待機期間（日数）

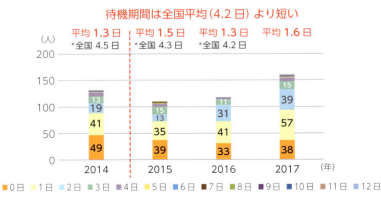

（*日整会 骨粗鬆症委員会 大腿骨近位部骨折 全国調査より引用）

● 在院日数

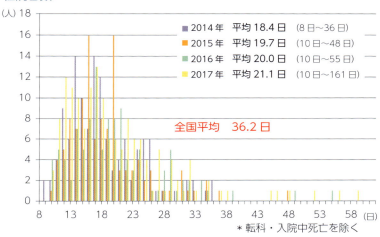

*転科・入院中死亡を除く

● 術後合併症一覧（4年）

	2014年	2015年	2016年	2017年
	133例	112例	119例	164例
DVT	23(17%)	18(16%)	22(18%)	27(16%)
PE	2	0	1	1
尿閉	12(9%)	15(13.4%)	16(13.4%)	28(17.0%)
*尿閉改善率	50% (12➡6例)	66.7% (15➡10例)	68% (16➡11例)	82% (28➡23例)
術後せん妄	10(7.5%)	5(4.4%)	6(5.0%)	19(11.6%)
尿路感染症	5(3.8%)	3(2.7%)	2(1.6%)	10(6.1%)
術後肺炎	3(2.3%)	1(0.9%)	9(7.6%)	3(1.8%)
心不全	0	1(0.9%)	1(1.7%)	2(1.2%)
入院中死亡	2(1.5%)	2(1.8%)	0	2(1.2%)

Ⅰ章　大腿骨近位部骨折を取り巻く現状

退院時の骨粗鬆症治療率は著しく改善しました。また，退院後の日常生活の自立度が上がりました。

● 骨粗鬆症の治療状況

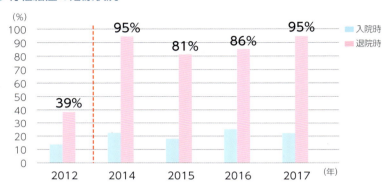

● 日常生活自立度

多職種連携診療後のほうが当院退院時や回復期施設退院時の生活自立度がよかった。

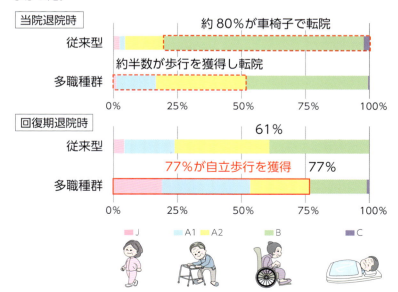

さらに，患者1人あたりの平均入院総医療費も削減となり，「富山市民病院チーム医療プロジェクト」の導入によってよい結果を得ることができました。

● 患者1人あたりの平均入院総医療費

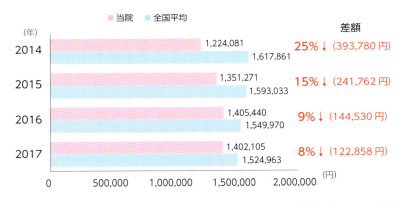

（全国DPC対象病院のデータより）

二次骨折予防（骨粗鬆症治療，転倒予防）

二次骨折のリスク

　早期に手術を行い，周術期の適切な全身管理を行っても，二次骨折が起こってしまうとまた病院へ戻ってくることになります。また，骨折を起こすと次の骨折（連鎖骨折）リスクは高くなり，大腿骨近位部骨折を起こした患者が次の大腿骨近位部骨折を起こすリスクは2.3倍にもなるという結果が出ています。また，**大腿骨近位部骨折患者の50％は，骨折の既往がある**といわれています。

● 既存骨折部位と将来の骨折部位の関係（女性）

・骨折を起こすと，次の骨折（連鎖骨折）リスクが高くなる。
・椎体骨折を起こした患者が次の椎体骨折を起こすリスクは4.4倍，
　大腿骨近位部骨折を起こした患者が次の大腿骨近位部骨折を起こすリスクは2.3倍になる。

既存骨折部位	骨折相対リスク		
	手首	椎体	大腿骨近位部
手首	3.3	1.7	1.9
椎体	1.4	4.4	2.3
大腿骨近位部	—	2.5	2.3

（文献9より）

二次骨折予防の取り組み

　国際的にも，骨粗鬆症リエゾンサービス（Osteoporosis Liaison Service；OLS）や骨折リエゾンサービス（Fracture Liaison Service；FLS）などによる二次骨折予防の取り組みが行われています。

　二次骨折予防の取り組みには，①急性期病棟（チーム：医師，看護師，病棟薬剤師，管理栄養士，理学療法士）の取り組みと，②骨粗鬆症治療継続に向けた取り組み（骨折リエゾンサービス）がありますが，それぞれについて，当院での取り組みを紹介します。

● 骨粗鬆症に対するリエゾンサービス

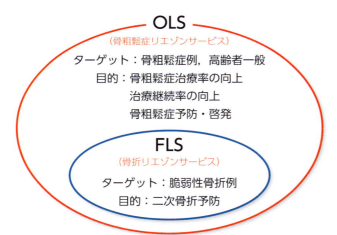

急性期病棟での取り組み

　当院では，大腿骨近位部骨折クリニカルパスを利用しています。毎週木曜日には，骨粗鬆症・転倒予防教室を開催し，チームで患者教育を行っています。

　なお，当院では，患者の腎機能や補正Ca値を基に，投与する骨粗鬆症治療薬を選択しています。

大腿骨近位部骨折クリニカルパス

● 骨粗鬆症・転倒予防教室

第1（木）　転倒予防について
　　　　　　（理学療法士）
第2（木）　骨を強くする食事について
　　　　　　（管理栄養士）
第3（木）　骨粗鬆症のお薬について
　　　　　　（薬剤師）
第4（木）　骨粗鬆症とは
　　　　　　（看護師）

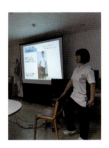

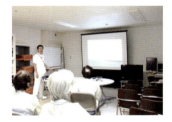
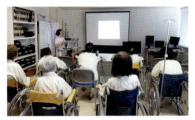

● 骨粗鬆症治療薬選択基準（当院）

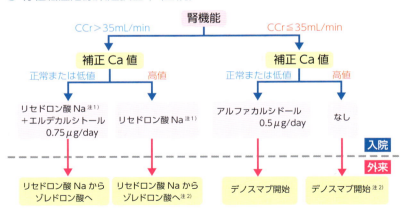

注1）歯科治療中、口腔内の状態が悪い場合、飲水や座位保持ができない場合、高度認知症の場合は投与しない。
注2）補正 Ca 値が正常化した場合には、ビタミン D_3 製剤を開始する。

骨粗鬆症治療継続に向けた取り組み

　当院では，整形外科を退院後に自宅に戻る患者は3%で，ほとんどの患者は転院し治療を継続します。つまり，骨粗鬆症治療継続のためには，**後方施設との連携が必須**となるため，当院で作成した骨粗鬆症治療連絡票と既存の再骨折予防手帳を活用しています。また退院後も骨粗鬆症マネージャーを中心に骨折リエゾンサービスを行うことで，高い骨粗鬆症治療継続率を維持することができています。

　また，退院時に訪室して，骨粗鬆症治療薬が投与されていることを病棟薬剤師がチェックしています。

● 骨粗鬆症治療連絡票

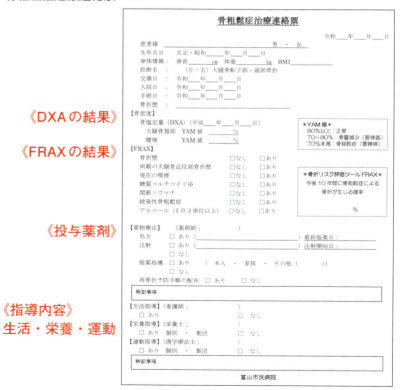

● 地域連携パス・患者用

説明日 平成　年　月　日　説明者

入院時の症状：痛み、歩行障害、その他（　　　）

A3判で印刷してください

急性期　→　回復期　→　生活期

骨粗鬆症治療の継続

I章　大腿骨近位部骨折を取り巻く現状　23

これらの取り組みを行った結果，退院後1年経過した患者の**再骨折率は8.5%（16例/189例）**でした。

● 退院後の骨粗鬆症治療継続状況

【対象】 2016年8月〜2019年7月までの期間に観血的治療を行い，骨折リエゾンサービスに同意が得られた大腿骨近位部骨折患者**351例**（死亡例・不在を除く）

症例数	351例	
性別	男性 女性	84例 267例
平均年齢	84.6歳（65〜100歳）	
認知症	あり なし	198例 153例

退院後 継続	1カ月	3カ月	6カ月	1年
継続数 (例/例)	297/330	250/297	203/240	146/176
継続率	90%	84%	85%	83%

＊継続の有無が不明な症例は除く

● 退院後の再転倒・再骨折

退院後の期間	〜1カ月	1〜3カ月	3〜6カ月	6〜12カ月
転倒数 (例/例)	17/303	14/281	25/242	27/189
転倒率	5.6%	5.0%	10.3%	14.2%
再骨折数 (例/例)	7/303	7/281	4/242	7/189
再骨折率	2.3%	2.5%	1.7%	3.7%

＊転倒の有無が不明な症例は除く

● 再骨折部位

退院後の期間 再骨折数	再骨折部位	
〜1カ月 7例	大腿骨近位部骨折 腰椎圧迫骨折 足関節骨折 不明	1例 1例 1例 4例
1〜3カ月 7例	大腿骨近位部骨折 大腿骨転子下骨折 橈骨遠位端骨折 肋骨骨折	4例 1例 1例 1例
3〜6カ月 4例	大腿骨近位部骨折 恥骨・坐骨・仙骨骨折 肋骨骨折	2例 1例 1例
6〜12カ月 7例	腰椎圧迫骨折 大腿骨遠位端骨折 橈骨遠位端骨折 踵骨骨折 肋骨・小指骨折	3例 1例 1例 1例 1例

＊再骨折は赤字の2例以外が再転倒によるものであった。

● 退院後の各期間中の転倒場所と転倒数

場所 ＼ 期間	〜1カ月	1〜3カ月	3〜6カ月	6〜12カ月
自宅	9	5	12	8
病院	4	6	7	7
施設	2	1	0	1
屋外	1	1	6	0
不明	1	1	0	11

屋内転倒が多い

まとめ

　以上，高齢者大腿骨近位部骨折を取り巻く現状と，当院での取り組み，そしてその結果について述べました。

　チーム医療の仕組みづくりは，**医療スタッフの業務負担が軽減される手段を模索すること**が大切です。チーム医療を行うことによって，治療成績が向上し，患者の入院日数が少なくなり入院医療費を抑えることができます。

　今が，まさにチーム医療の最初の1歩を踏み出すときです。チーム医療の重要性がわかっていても，何から手をつけていいのか……という方は，Ⅱ章「チーム医療導入のステップ」を是非読んでいただき，高齢者大腿骨近位部骨折を「みんなで治療」していきましょう！

Ⅱ章

チーム医療導入のステップ

Ⅱ章 チーム医療導入のステップ

まずは，自施設の分析からやってみよう

 Point
- ご自身の施設の大腿骨近位部骨折の治療状況を知っていますか？
- まずは自施設の治療状況を分析することが必須です。
- またこのデータが多職種連携診療開始後の評価を行う際に重要になります。
- 面倒ですが，なるべくデータ化しておきましょう。

Q どのようなことを評価すればいいですか？

次頁に評価項目をいくつかお示しします。 **A**

①術前待機期間

- 国内のデータは，多くが**平均日数**で報告されています。
- 海外では，**来院から手術開始までの時間**での報告が多くみられます。

②在院日数

③周術期合併症

- 肺炎，心不全，せん妄，深部静脈血栓症，肺塞栓症などの全身疾患の合併症を中心に調査しましょう。

④麻酔法

- 自施設の**抗凝固薬・抗血小板薬の内服と麻酔法の関係**を含め，調査してみましょう。

⑤他の診療科との連携（周術期の受診状況：術前・術後）

- 現在，術前に他科とどのような連携をとっていますか？
  - 例：全例内科受診をしている。
  - 基礎疾患に応じて内科受診をしている。
- 現在，術後の合併症などによる他科受診の状況はどうですか？

⑥骨粗鬆症薬物治療状況

- 入院時および退院時の処方の状況，再診時の処方状況はどうですか？

⑦再診率

- 退院3カ月後に何割の患者が再診していますか？

Ⅱ章　チーム医療導入のステップ

他科の協力を取り付けよう
キーワードは「仕事量は増えません」

Point

- 私たち整形外科医は，他の診療科のことをどれほど知っていますか？
- 私たちが他の診療科の疾患の治療の全体像（患者の治療経過・予後など）を知らないのと同様に，「なぜ早期手術が必要か？」「周術期にどんな合併症が起きているか？」「治療においてどのようなことにわれわれが困っているか？」など，他の診療科の医師はほとんど知りません。
- 大腿骨近位部骨折治療において，整形外科医と他の診療科の医師の間では大きなギャップがあるということを，まず認識しましょう。
- そのうえで，「なぜ協力をお願いしたいのか」，説明してみてください。

 どのようなことを説明すればいいですか？

まずは，チーム医療の必要性です。

分析された各施設の大腿骨近位部骨折治療状況のデータに基づき，国内・海外の現状と比較しながら，なぜこのような取り組みをしたいのかを説明しましょう。

誰の理解を得ることが重要ですか？

 各科のトップです。

必ず協力をお願いしたい各診療科部長の理解を得ることが重要です。またできれば病院長の理解も得られることが望まれます。

 実際に他の診療科の先生方が，このような取り組みを聞ける機会はありますか？

 講演会が開催されています。

講演会やコース（例えばAO Trauma Geriatric Course）などへの参加を利用されることをお勧めします。参加の費用などを病院と交渉し，手配することも必要です。

内科医の説得に有効な方法はありますか？

 合併症の予防は，内科医の仕事減につながります。

施設の周術期合併症のデータを示すことが重要です。また現在の内科との周術期の連携の状況（術前後の受診の状況，合併症などによる転科など）も把握しておくとよいでしょう。内科にとってのメリットは早期に介入することで，周術期合併症の発生予防，さらには肺炎などの重篤化が予防できます。合併症の予防は，内科医の仕事を結果的に減らすことになります。

 協力を得るうえで，強調することは何ですか？

 仕事量が減ることです。

一見，このような取り組みを行うことで「仕事量が増える」という印象をすべての部門に与えてしまいます。しかし実際は多職種で現在の治療体系を見直し，日常診療業務を徹底的に効率化することで，仕事量を減らし治療をスムーズにするとともに，よりよい医療を提供する取り組みであることを強調することが有効です。

Q 海外ではどのような効果が報告されていますか？

A さまざまな,よい結果が出ています。

多職種が協力して治療を行うことで,手術待機期間短縮,周術期合併症の減少,入院期間の短縮,入院中死亡率低下,長期死亡率低下,再入院率低下,医療費削減などの効果が報告されています[1〜6]。

Q 病院のメリットは何ですか？

A 収益効率が上がります。

周術期合併症軽減による検査・画像診断・投薬・注射などホスピタルフィー的報酬部分の抑制,さらに在院日数が短縮されますが,1日あたりの単価が上昇しますので,病院として収益効率が上がることが期待されます。

Ⅱ章　チーム医療導入のステップ

チームが効率的に動けるようにしよう

Point
- ここではまず，現在の治療体系における業務をリストアップし，無駄な業務を省く，あるいは簡略化し，業務の効率化をめざしましょう。
- 決して数回の話し合いでシステムを構築できるものではありません。お互いの仕事を理解し，決して仕事を押し付けることのないようにしましょう。
- チームのメンバーと良好な関係を築くため，忍耐強く取り組みましょう。

ちなみに・・・

当院ではチームを立ち上げて，**1年間毎月チーム会議を開催**し，詳細な点を含めて納得のいくまで議論しました。

 組織（チーム）構成は誰を含めるのでしょうか？

入院から退院までに関連する全部門が望ましいです。

全部門が参加することで，日常の診療業務ではみえていないお互いの業務がみえるようになり，治療の全体像を各部門が共有できることで，相互理解を深めることにつながります。

ちなみに・・・

当院では，入院から退院までに必ず関連する部門をすべてチームに含めました。これにより「病院全体で取り組みをしている」という印象をチーム全体に与えました。

● メンバー

医師：整形外科，麻酔科，内科，精神科，後に泌尿器科，老年病科が参加。

メディカルスタッフ：看護師（病棟部門，外来部門：整形外科・内科・救急科，手術部門，地域連携部門），病棟薬剤師，放射線技師，臨床検査技師，理学療法士，管理栄養士，ソーシャルワーカー，医事課職員

チーム会議はどれくらいの頻度が適当でしょうか？

まず，月に1回程度開催するのがよいでしょう。

ただし，通常の勤務時間内で行うようにしましょう。

まず何から取りかかればいいのでしょうか？

各部門での現状の問題点を洗い出しましょう。

現在の大腿骨近位部骨折の診療で実際に困っていること，不満点などを各部門から出していただきましょう。その際，各部門で改善法について積極的に話し合いましょう。

ちなみに・・・

当院では下記のような不満が出てきました。
- 整形外科医がつかまらない。結果，患者が長い間救急室で待つことがある。
- 当直帯など，他科の医師がX線検査のオーダーをした場合，再度撮り直すことがある。患者の移動も大変だし，統一してほしい。
- 病歴を問い合わせる際に，統一された書類などあると便利なのだが。
- 他院から紹介で来院する際など，食事を摂ってから来院する場合があり，当日手術が困難になる。
- 紹介状は必要か？
- 病棟間の申し送りに新たな看護記録が必要か？

 チーム会議で忘れてはならないことは何ですか？

議事録の作成です。

日常診療業務のため，毎回全員が参加することは困難です。そのため議事録を必ず作成し，会議終了後早期に配布して会議に参加できなかったメンバーにも内容が伝わるようにしましょう。

Q 話し合いを進めていくなかで，注意する点はありますか？

A 「誰が（どの部門が）やるのか？」を詳細に決めておきましょう。

各部門内での取り決めは問題ありませんが，部門間にまたがることは詳細に決めるようにしましょう。

ちなみに・・・

当院では，例えば，下記のような取り決めをしました。
- 誰が救急内科医に連絡するか？
  → 整形外科医が連絡を行う。ただし，手術中で連絡ができない場合は，救急看護師が救急内科医に連絡する。
- 誰が専門内科医に連絡するか？
  → 救急担当内科医が内科外来師長に連絡し，内科外来師長が診察可能な専門内科医に連絡する。
- 誰がどこまで指示を出すか？　→ 項目ごとに詳細に決定

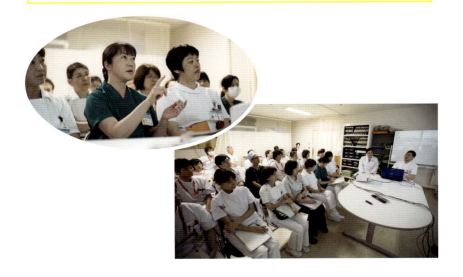

Ⅱ章 チーム医療導入のステップ

実際に，チーム全体と各科用のマニュアルを作ってみよう

Point
- 業務の流れに従いましょう。
- マニュアルは各項目ごとに作成しましょう。
- 平易な文章で書きましょう。
- 各部門の簡易マニュアルは，Ⅲ章を参照してください。

 なぜ，各部門の業務を
マニュアル化するのですか？

統一された業務が行えます。

各部門は，毎年異動によりスタッフが交替します。またケアの内容なども，個人の経験年数などにより影響されます。マニュアルを作成することで，統一された業務が行えます。

専用カルテとは何ですか？

 早期手術に向けた取り組みの1つです。

患者情報を一元化することで，各部門が容易に患者情報を共有でき，電子カルテ内で患者情報を探す必要がなくなります。また医師・メディカルスタッフも記載可能とすることで，同じ内容（病歴・アレルギー・服薬状況など）を繰り返し患者や家族に聴取することがなくなります。

 専用カルテの内容にはどんな項目がありますか？

 患者の全体像を把握できる内容が中心です。

ちなみに・・・

当院では術前に必要な情報（現病歴，既存症，内服，特殊処置，食事時間，手術歴，アレルギーなど）を中心に1枚目を作成しています。また2枚目には生活環境，ADL，認知症など入院前の患者の全体像を把握できる内容を中心に，そして3枚目を内科受診後の指示内容の記載欄としています。

あまり複雑に多くの項目を入れるのではなく，あくまで早期に手術を行う際に必要な項目を中心にシンプルに作成しています（図1）。

図1 専用カルテ

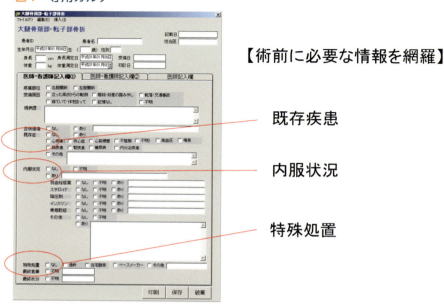

【術前に必要な情報を網羅】

既存疾患

内服状況

特殊処置

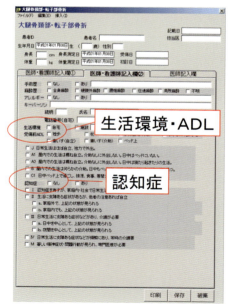

生活環境・ADL

認知症

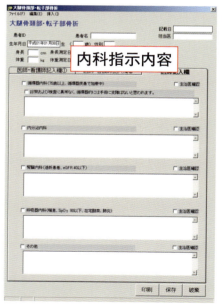

内科指示内容

院内ガイドラインの項目はどんな内容ですか？

 術前評価をはじめ，下記の9項目です。

①術前評価，②手術時期，③予防的抗菌薬投与，④血栓予防・抗凝固療法，⑤疼痛コントロール，⑥術後ケア，⑦せん妄予防と治療，⑧骨粗鬆症診断と治療，⑨栄養管理に関して作成しています。

 専門内科受診の基準(p.54)は何のためですか？

 現在，内科も各専門分野に細分化されているためです。

1人の内科医が，さまざまな既存疾患をもっている患者の全身状態を判断することが難しいのが現状です。そのため各専門分野を受診する基準を設けることで，初療時に担当する内科医の負担を軽減することができます。
また基準があることで，内科医の間での連携も円滑に行えます。この専門内科受診基準に該当していない患者の場合は，直ちに手術準備に入ることができます。

 専門内科受診の基準は誰が決めるのですか？

 内科医の間で検討し作成していただくことが重要です。

内科医間で作成することで，内科医間での認識の齟齬を防ぐことができ，開始後の円滑な専門医受診が進みます。

Ⅱ章　チーム医療導入のステップ

ステップ5

ステップ1のデータと比較して、改善率を確認しよう

- チーム医療の開始後は必ず評価を行いましょう。
- 成果を示すことで各部署のモチベーションにもつながります。
- またデータは共有して，各部門で学会発表などにも積極的に利用してもらいましょう。

取り組み開始後は成果の調査はどうしましたか？

開始後はまず半年経過した時点で，チーム会議で経過を報告しました。

また，その後は毎年のデータを報告し，改善を重ねています。

成果はチームだけで共有するのですか？

 院内で発表する機会があれば，是非発表することをお勧めします。

治療に関連していない部門にも取り組みを知ってもらうことで，さらに病院全体の理解を得ることへとつながります。また，是非さまざまな分野での学会などで発表してもらいましょう。

　次の章では，当院各部門のマニュアルを詳しくご説明します。
　あくまで参考例としていただき，実際には各施設で独自に作成することをお勧めいたします。

MEMO

Ⅲ章

各部門別の大腿骨近位部骨折簡易マニュアル

III章　各部門別の大腿骨近位部骨折簡易マニュアル

地域連携部門

CASE 1　地域医療機関から紹介の場合

- 地域医療機関から大腿骨近位部骨折患者（あるいは骨折疑い患者）の受診依頼があれば，**整形外科外来**に受け入れの可・否を確認する。
- 受け入れ可能な場合，紹介医療機関に「申込書」を**地域医療センター**へFAXするよう依頼する。
- また，以下の項目に関し，紹介医療機関へ確認と伝達を行う。
  ① 当院までの搬送手段。
  ② 来院までの所要時間。
  ③ 内服薬を持参していただく。
  ④ 連絡後，絶飲食にて来院していただく（当日手術を考慮し）。
  ⑤ 親族に連絡のうえ，同伴いただく。

CASE 2　患者情報がない場合

- 医療機関に通院中の患者の場合で，患者の治療情報が不足あるいは不明の場合，「患者診療情報提供依頼書（図1）」に必要事項を記載し，治療中の医療機関へFAXで問い合わせる。
- その際は，必ず患者診療情報提供依頼書の「受診者同意書」は**救急センター**で説明し，本人または家族に同意および署名をいただいておく。
- 同意書のFAXは救急センターが多忙であれば，**地域医療センター**で行う。

図1　患者診療情報提供依頼書

患者診療情報提供依頼書

令 和　　　年　　　月　　　日（　　　）

_____ 御中

　日頃より大変お世話になっております.

　ご多忙中申し訳ございませんが, 貴院通院中の患者○○○○様について以下の項目の情報を
ご提供いただきたく. ご協力の程よろしくお願い致します.

患 者 氏 名	○○○○様	
生 年 月 日	大正・昭和・平成・令和　　　年　　　月　　　日	
当院受診科	整形外科	
受 診 理 由	大腿骨頚部・転子部骨折にて受診　手術予定	
問い合わせたい 診療科名		
問い合わせたい診 療情報 （必要なものに○）	①診　　断　　名	
	②最　終　処　方	
	③心　　電　　図	
	④検 査 デ ー タ ー	
	⑤その他	
病院名・診療科 担当医師名	富山市民病院　整形外科 　　　医師　○○　○○	
備　　　考		
受診者同意の署名 　　今回の診療に関し診療情報の提供に同意します. 　　　　　　　氏　名 _____ 続柄（　　　　）		

Ⅲ章　各部門別の大腿骨近位部骨折簡易マニュアル　47

地域連携室からのアドバイス

● **当日手術も考慮して，来院前の紹介医療機関との連携をとりましょう。**
　地域の医療機関より紹介される場合，連絡後に食事をして来院し，当日手術が行えない場合があります。近隣の医療機関には当日手術の可能性があることを発信していますが，必ず毎回連絡をいただいた際に，p.46③～⑤の「内服・食事・家族の同伴」のことを再度お伝えしましょう。

● **情報提供依頼を定型文として活用しましょう。**
　救急搬送された患者は，特に来院時に患者情報がまったくない場合が多々あります。所定の患者診療情報提供依頼書を作成し，早期に地域の医療機関に問い合わせができる体制を整えることで，円滑に搬送後の診療が行えるように地域連携室として努めましょう。

Ⅲ章　各部門別の大腿骨近位部骨折簡易マニュアル

整形外科外来

CASE 1　外来診察で骨折が判明した場合

- **救急センター**へ連絡を取り，以降は**救急室**で検査・処置を行う。
- 救急センターでの対応困難な場合は，臨機応変に**整形外科外来**で対応を行う。

CASE 2　地域連携室より地域医療機関から受け入れに関する連絡があった場合

- 救急当番の**整形外科医**に連絡する。
- 救急当番整形外科医が手術中の場合は，**外来診察医**もしくは**他の医師**が対応する。
- 搬送時に整形外科医が対応できない場合は，**救急医**に初療を依頼する。

　整形外科外来からのアドバイス

> ● 初療の場所を統一しましょう。
> 　大腿骨近位部骨折患者の大半は救急搬送されますが，時折，外来診察で判明する場合もあります。その場合は患者を救急センターに移動し，検査・処置などを円滑に進めます。
> 　初療の場所を統一することで，入院までの検査・処置が円滑に進むとともに，外来診療への影響も軽減させることができます。

Ⅲ章　各部門別の大腿骨近位部骨折簡易マニュアル

救急科

- 受傷機転，臨床所見などから大腿骨近位部骨折が疑われる場合，「大腿骨近位部骨折疑いクリニカルパス」を用いて検査・処置を進める。

STEP 1　来院〜診断確定まで

- 大腿骨近位部骨折疑い患者発生
  ①救急搬送または救急科直接来院，または外来・地域連携室より**救急科紹介**があった場合。
  ②救急搬送依頼の場合，**整形外科外来**へ受け入れ可能か確認する。
  ③救急搬送の場合，**救急医**もしくは**整形外科医**が患者引渡書にサインする。
  ④**診察医**の判断で「大腿骨近位部骨折疑いクリニカルパス」を使用し，カルテを起動する。
  ⑤検査・処置を進める。
  ⑥単純X線撮影後，**整形外科医**に連絡し，確認してもらう。

STEP 2　診断確定後

- 追加検査・処置を進める。
- 心電図検査，バルーンカテーテル挿入，持ち物を救急室の所定用紙に沿って確認する。

50

STEP 3 　診断〜入院まで

- 入院病床の確認をする。
- 他施設・病院からの場合，尿・喀痰培養を行う。
- 手術説明用紙，輸血同意書，地域連携パス用紙を用いて，患者・家族に説明する。
- 内科・麻酔科受診を確認する。
- 手術出療もしくは病棟へ入院案内する。

図1 救急室フローチャート

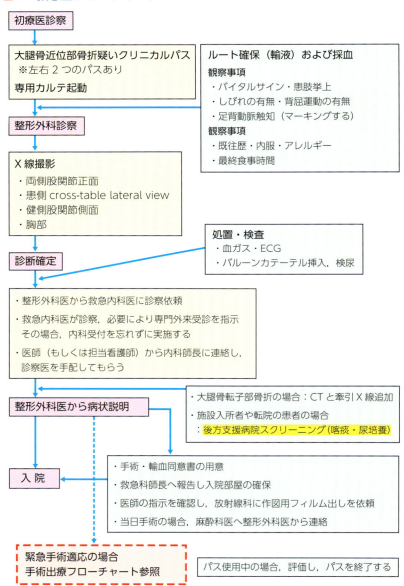

救急科からのアドバイス

● 「大腿骨近位部骨折疑いクリニカルパス」を利用しましょう。

　大腿骨近位部骨折患者の大多数が救急車で病院に搬送されます。そのため，初療は大半が救急室で行われますが，**日中そして特に夜間帯は必ずしも整形外科医が初療から対応できるとは限りません**。初療医によってはＸ線検査の内容や採血の項目などが異なり，整形外科医に引き継がれた後に追加検査が発生することで，救急業務の負担だけでなく，患者の負担ともなります。そのため来院から診断，診断から入院までに行われる検査や処置や看護ケアについて関係するスタッフが統一された体制作りをする必要があります。

　当院では，入院や手術に必要な検査・処置を網羅した「大腿骨近位部骨折疑いクリニカルパス」を用いることで，診察する医師・看護師によらず統一した初療・看護ケアが行え，結果的に患者の負担も軽減され，救急業務の効率を上げることができました。さらに来院から入院までの一連の業務をマニュアル化し，いつでも参照できるフローチャート（図1）を救急室に置くことで，メディカルスタッフの経験に依存しない，統一された診療・ケアを提供することが可能になっています。

● 統一された初療体制の構築（マニュアル・専用カルテ）により，救急業務を円滑に行いましょう。

　大腿骨近位部骨折専用カルテは，**医師だけでなく，看護師も収集した情報を所定のシートに入力する**ことで，患者情報が共有でき，患者や家族からの情報収集を繰り返さずに，その後の内科・麻酔科診察，また病棟への情報伝達をスムーズに進めることに役立ちます。これらの取り組みが，患者の救急室滞在時間の短縮へとつながり，救急診療全体にもよい効果をもたらしています。

Ⅲ章　各部門別の大腿骨近位部骨折簡易マニュアル

内科

- 高齢者大腿骨近位部骨折の治療に対し，初療の段階より診療に協力することで，早期手術および周術期合併症の軽減に取り組む。

STEP 1　診療内容の分担

- 高齢者大腿骨近位部骨折患者の全身状態を評価し，必要に応じて**各専門内科**の受診を判断，指示を行う。
- 平日診療時間帯では，**救急担当内科医**が診察を行う。
- 夜間・休日診療時間帯では，**当直内科医**が診察を行う。
- ただし，以下の場合は翌日病棟での診察とする。
  ①夜間当直医が休眠中で患者の状態が安定している場合。
  ②他の救急患者の診療で対応が困難な場合（ただしこの場合，**内科医**の申し送りノートに記載し，伝達が漏れないように注意する）。

STEP 2　各専門内科の受診

- 救急担当内科医が診察後，下記基準に照らし合わせ，各専門内科を受診する。

●**循環器内科** 受診基準
①80歳以上の全例
②循環器疾患で加療中

● 内分泌内科 受診基準[1]

①随時血糖200 mg/dL または糖尿病の既往や治療歴（や薬剤）がある場合
追加検査としてHbA1c採血を行う。

当日：血糖3検，スライディングスケール対応の指示，糖尿病治療内
容の確認（内服薬やインスリンの種類・量）

翌日（平日）：内分泌内科受診

②例外として，既往に1型糖尿病がある場合は連絡（時間外でも可）する。

● 腎臓内科 受診基準[2]

①透析患者

②慢性腎臓病患者（eGFR ≦ 40）

● 呼吸器内科 受診基準[3]

①喘息

② $SpO_2 ≦ 90$（room air）

③在宅酸素治療中

④肺炎

● その他

• 血液内科・消化器内科など，その他の専門内科受診に関しては，救急内
科医の判断で受診を指示する。

内科からのアドバイス

● 専門内科受診基準で，内科医の負担を軽減しましょう。

　大腿骨近位部骨折患者の多くは，複数の内科疾患を合併しています。そのため複数の専門内科の受診が必要であることが多く，どの程度の疾患重症度で各専門分野の診察が必要かの判断を内科全体で明確化する必要があります。

　さらに，診察を行う専門内科医も自分の専門分野の診療に徹し，あえて内科の担当医を決めず，複数の専門内科が1人の患者に専門分野だけを対応するようにしました。このことは，複数の専門内科の受診が必要になりますが，かえって内科診療に要する時間が延長することはなく，診察を行う専門内科医としても，心理的負担を減らすことができます。

　また，未治療の内科疾患をもっている場合に備え，診療ガイドラインがある場合には，それに沿った判断が行えるように「専門内科受診基準」を作成しました。

Ⅲ章 各部門別の大腿骨近位部骨折簡易マニュアル

麻酔科

- 麻酔法は，全身麻酔（全麻）を第一選択とし，適宜腸骨筋膜下ブロック（fascia iliaca compartment block；FICB）を併用する。
- 全麻と脊髄くも膜下麻酔（脊麻）の比較では，1カ月後の死亡率や深部静脈血栓症，致死的肺塞栓症，呼吸器疾患併存患者の予後悪化などの頻度は脊麻のほうが有意に低いが，3カ月および1年後の死亡率には差がないと報告がある[4]。

CASE 1 脊麻を選択する場合

- 重篤な呼吸器疾患を併存している場合は，全麻を避けて脊麻を選択する。

CASE 2 脊麻が禁忌となる場合

① 患者の協力が得られない
② 凝固異常
③ 非代償性心不全
④ 中等度以上の大動脈弁狭窄症，など

CASE 3 腸骨筋膜下ブロック（FICB）を併用する場合

- 近年，脊柱管内での出血・神経障害の懸念から硬膜外麻酔の頻度が減少し，代わって超音波ガイド下の神経ブロックが広く行われている。ただし大腿骨近位部骨折では，手術術式によって腰神経叢由来の大腿神経，外側大腿皮神経，閉鎖神経と仙骨神経叢由来の坐骨神経領域の麻酔が必要であり，神経ブロックのみで手術を完遂するには技術を要する。
- FICBは簡便で出血・神経損傷のリスクも低く，成人では大腿神経，外側大腿皮神経の麻酔が得られるので，麻酔法の如何にかかわらず術前に施行することが望ましい。

CASE 4 抗血栓薬内服患者に対する麻酔法

●抗血小板薬

- 手術による大量出血のリスクは低いため，手術延期の必要はない。原則，全麻での早期手術が望ましい。
- シロスタゾール，リマプロストアルファデクス，ジピリダモールなどの抗血小板作用は可逆的であり，休薬期間が2日以上であれば脊麻も可能である。他方，チクロピジンやクロピドグレル，プラスグレル，イコサペント酸エチルの抗血小板作用は非可逆的で，1週間未満の休薬期間では脊麻は禁忌となる。
- アスピリンに関しては，他の抗血栓薬の併用がなく，異常出血の既往もなければ内服中であっても脊麻は可としている（添付文書では禁忌となっているが，欧米および日本区域麻酔学会のガイドラインでは可となっている）。

● ワルファリン

- 早期手術はおおむね可能である。
- 来院時のプロトロンビン時間国際標準比（prothrombin time-international normalized ratio；PT-INR）が1.5未満であれば脊麻も可であるが，原則，全麻を選択する。PT-INRが延長していれば，1.8から1.5以下になるようビタミンKを投与する。PT-INRは4～6時間後に再検し，重篤な出血が続く際にはプロトロンビン複合体製剤（ケイセントラ®，CSLベーリング）の使用も考慮する。

● 直接作用型経口抗凝固薬（DOAC）

- ダビガトラン，リバーロキサバン，アピキサバン，エドキサバンのうち，ダビガトランを除いて特異的な中和剤はないが，いずれも半減期が比較的短いため，中等量の出血が見込まれる術式では最終投与から24時間以内の手術は避けるべきである。
- 麻酔法は全麻を選択する。

麻酔科からのアドバイス

● **麻酔科医の負担が軽くなることを示しましょう。**

麻酔科の協力を得るには，多職種連携による安全性の向上や麻酔科医の負担が増えないことを実感できるかが鍵となります。例えば，術前の内科介入によって麻酔科医の術前診察（評価）に要する時間と労力が軽減する，などが挙げられます。

III章　各部門別の大腿骨近位部骨折簡易マニュアル

周術期ケア部門

STEP 1　せん妄予防と治療

●認知症の評価法・評価時期
- Abbreviated Mental Test Score（AMTS）[5]日本語版を使用し，10点満点で評価を行う．7点以上で正常と判断する．
- 原則，評価は入院時に行う．ただし救急室から手術となった場合など，当日に評価が困難な場合は，翌日など意識がはっきりした段階で行う．

●治療（不穏時の指示）
- 内服不可の場合，ハロペリドール5mg注を1アンプル筋肉注射，30分以上あけて1晩2回まで行う．
- 内服可の場合，30分以上あけて①リスペリドン内用液1mL，②リスペリドン内用液1mL，③ハロペリドール5mg注mg 1アンプル筋肉注射を行う．これらでせん妄状態が遷延する際は，精神科受診を行う．

薬物療法
- せん妄の薬物療法として，日本総合病院精神医学会による治療指針では，注射製剤としてハロペリドール，糖尿病を発症していない患者には，錐体外路症状の少なさからクエチアピンやオランザピン口腔内崩壊錠，糖尿病を発症している患者では，ペロスピロンやリスペリドン内用液がアルゴリズムとして推奨されている[6]．このほか，深部睡眠を賦活する抗うつ薬であるトラゾドン[7]やミアンセリン[8]，せん妄予防として，睡眠覚醒リズムを司るホルモンである，メラトニンのアゴニストであるラメルテオンの投与[9]などが挙げられる．
- いずれの場合も高齢者は副作用が出やすく，過鎮静になり，誤嚥・転倒などでさらに状態が悪化する危険性が高まるので少量から開始し，せん

妄が治癒したり，効果が乏しい場合には早めに薬物療法を見直す必要がある。

介入時期

● 前述のように，不穏時指示を最後まで使用してもせん妄が遷延する場合には**精神科受診**を勧めている。また，毎週火曜に**認知症ケアチーム**がラウンドを行っており，整形外科に限らずせん妄患者の早期介入を行っている。また，病棟内では術前からせん妄予防に取り組んでおり，術後にも集団活動などでせん妄の早期回復を行っている。そのケアマニュアルを**表1**に示す。

表1　せん妄予防ケアマニュアル

1)	普段メガネをしている患者にはメガネを着用していただく。
2)	難聴がある場合，話の内容が理解できているかを確認する。
	・補聴器がある患者は装着する。もしくは筆談でのコミュニケーションを図る。 ・家族とコミュニケーションをとる時間を作る（家族の協力を得る）。
3)	術後の安静について説明をする。
4)	昼間の覚醒や言動，夜間の不眠の増強や中途覚醒時の言動を観察する。
5)	点滴ルートが視界に入らないようにする。
6)	徘徊して転倒が予測される場合には，離床センサーを置く。
7)	脱水は早期発見を心がけるとともに，出現した場合は早急に補正を行う。
8)	疼痛コントロールを行う。
9)	不動化を避け，できるだけ早期にリハビリテーションを含む離床を促す。
	・早期にバルーンカテーテルを抜管し，トイレ誘導を行う。 ・声をかけながら，ベッド上リハビリテーションを行う。 ・昼食時の例 　11：45　大腿骨近位部骨折患者を車椅子でデイルームまで搬送する。 　11：50　昼当番が食前運動を行う。 　12：00　食事摂取状況を確認しながら，必要な患者には食事介助を行う。 　　　　　食後運動（深呼吸・背伸び）を行う。 　12：30　食後30分は姿勢を整え，車椅子もしくはベッドに戻りギャッジアップで過ごす。 　　　　　昼食時集団活動用紙を記入する。
10)	安静時は静寂および明るさの環境を維持する。
	・日中はカーテンを開け，夜間はカーテンを閉め21時には消灯する。

11)	安定した睡眠覚醒リズムを妨げる環境を可能な限り調整する。
	・日中は，訓練以外の時間は車椅子で過ごす時間を増やす。 ・病室のカーテンを開けて同室者同士が会話しやすいようにする。 ・緊張を緩和する。マッサージ・タッチングを行う。
12)	患者の見やすい位置に，カレンダーや時計を置く。
	・朝に「今日は○月○日○曜日」と話しかけ，1日の予定を口頭で伝える。
13)	家族に依頼して，家で使い慣れたものをもってきていただく。
	・塗り絵・折り紙の実施，歌を聴いたり，歌うなどする。

STEP 2　深部静脈血栓症予防

- 入院時から弾性ストッキングの着用を行う。超高齢者や，皮膚の脆弱性が認められる場合は，弾性包帯で加圧をかけて巻く。
- 術前より足関節運動を励行する。認知症など自主的な足関節運動ができない場合は，他動的に看護師が行う。
- 水分摂取を励行し，水分出納の観察を行う（脱水に注意する）。
- 術後フットポンプを使用する。歩行が可能となればフットポンプは終了し，歩行時間を増やすよう促す（パス：術後5日目にフットポンプ終了）。
- 酸素飽和度を術前・術後測定，呼吸状態を観察する。
- ホーマンズ徴候の有無を観察する。
- 入院時と術後定期的に下腿周径を測定する（パス：入院時，術後3日目，術後5日目に定期測定。左右差が疑われる場合はその時点で測定を行う）。
- 術後7日目採血でD-ダイマーが$10\,\mu g/dL$以上あれば，下肢静脈エコーで血栓の有無を確認し，結果を報告する（抗凝固薬投与など）。

Ⅲ章

STEP 3 / 肺炎予防 (表2)

- 術前は痛みを増強させない範囲で定期的な体位変換を行う。
- 術後は早期離床に努める (術後1日目より離床し, 痛みに応じて車椅子へ移乗する)。
- 酸素飽和度・喘鳴や, 嚥下によるむせの有無を観察する。
- 呼吸状態に応じ医師に状態を報告する (酸素投与など)。
- 嚥下障害が考えられる場合は, 嚥下評価を行うとともに食事形態の変更を行う。また, 病棟担当栄養士やNST (nutrition support team) へ相談, アドバイスを依頼し実践する。必要に応じ言語聴覚士 (ST) の介入も考慮する。
- 食事の際は, 車椅子乗車もしくはベッド上で90°座位に姿勢を整え摂取する。

表2 肺炎予防ケアマニュアル

1)	誤嚥・窒息リスク評価 (p.80「栄養科」参照)
2)	口腔内の評価
	・齲歯・歯周炎などがあれば歯科口腔外科に紹介する。 ・口腔清潔の保持 (歯磨き・含漱・マウススポンジでのケア) を行う。
3)	早期離床
	・座位の時間を増やす。 ・昼食会への参加を術後早期から実施し, 車椅子もしくは歩行器でデイルームへ行く。 ・しっかりした姿勢での食事摂取を行う。昼食会後は, 歯磨きなどの口腔清潔に努める。
4)	食事内容の調整 (p.78「栄養科」参照)
	・嚥下障害が考えられる場合は, 嚥下評価を行うとともに食事形態の変更を行う。また, 病棟担当栄養士やNSTへ相談, アドバイスを依頼し実践する。必要に応じSTの介入も考慮する。

周術期ケア部門

周術期ケア部門からのアドバイス

- **口腔内の清潔を保持しましょう。**
  嚥下・咀嚼機能・咳嗽反射の低下や認知症を伴うなど，誤嚥・窒息リスクが高い患者が多くおられます。入院時に誤嚥・窒息リスク評価を行い，口腔内の清潔を保持することが重要です。看護師は食事摂取状況の観察やマウスケアの徹底を行い，また早期離床を行って座位の時間を増やすなどスタッフ全員に周知し，肺炎予防に努めています。

STEP 4 褥瘡予防

- 入院時褥瘡が発生しやすい部位の皮膚観察を行う。
- 清拭時，体位変換時，おむつ交換時には褥瘡が発生しやすい部位の皮膚観察や保湿クリームなどでスキンケアを行う。
- 高齢で脆弱な皮膚の患者や，過去に褥瘡を発生している患者は術後想定されるADLに合わせ体圧分散寝具を使用する。
  ①術後自力体位変換ができると思われる場合は，静止型体圧分散寝具を使用する。
  ②術後自力体位変換ができないと思われる場合は，エアマットを使用する。
- 褥瘡が発生した場合，**褥瘡チーム**へ報告，処置，ケアのアドバイスを仰ぐ。

STEP 5 排尿ケア

- 原則術後早期にバルーンカテーテルを抜管する。
- 毎日陰部洗浄を行い，保清に努める。

図1 バルーンカテーテル抜去後のプロトコル

バルーンカテーテル抜去後のプロトコルに従い排尿パターンの確立を行う
① 抜去後に排尿がある場合
・残尿測定を施行し，残尿が100mL以下になれば尿排出障害がないと判断。
② 抜去後に排尿がない場合
・間欠導尿を行いながら評価する（3日間継続）。
・改善がない場合，泌尿器科紹介もしくは老年病医・排尿ケアチームが介入する。

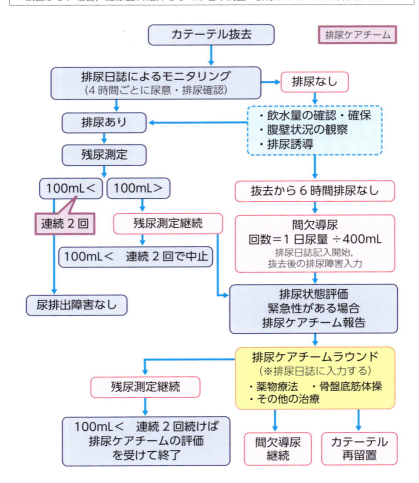

- 病棟看護師は，排尿ケアチームに相談する前に以下の取り組みを行う。
  ①バルーンカテーテル挿入中の患者で抜去後に下部尿路機能障害を生じる可能性が高い患者を抽出する。
  ②バルーンカテーテル抜去後，尿失禁，尿閉などの下部尿路機能障害の症状を有する患者を抽出する。
  ③患者の下部尿路機能評価のための情報収集（排尿日誌，残尿測定など）を行う。

周術期ケア部門からのアドバイス

> ● 排尿パターンの確立をめざしましょう。
> 　周術期ではバルーンカテーテルによる排尿管理が行われますが，高齢者では術後早期に抜去を行っても，尿閉などの排尿障害を多く認めます。**泌尿器科医**と連携しプロトコールを作成し，バルーンカテーテル抜去後の排尿障害に対する取り組みを行っています。また患者の尿意の訴えだけではなく，看護師が時間的にトイレ誘導を行い，排尿パターンの確立をめざした援助も行っています。

●下部尿路機能評価のための情報収集
排尿日誌
- 排尿時刻，1回排尿量，尿失禁，尿失禁量，残尿量，尿意・尿意切迫感，残尿感，などを記録する。
- 1日排尿量や夜間排尿量を評価するために，就寝時間や起床時間を記載する。

Ⅲ章 各部門別の大腿骨近位部骨折簡易マニュアル

リハビリテーション部門

STEP 1　大腿骨近位部骨折におけるリハビリテーションの流れ

- リハビリテーションの依頼後，担当理学療法士を決定する。
- 術後1日目からリハビリテーションの介入を行う（術前待機期間が複数日となる場合は，廃用予防・下肢深部静脈血栓症予防を目的に術前から介入を行う）。
- 専用カルテを参照し，受傷前の障害高齢者日常生活自立度（以下，ADL）を確認，目標設定を行う。

STEP 2　介入の基準の設定

- 受傷前ADLに応じたリハビリテーションの介入を行う（図1）。
  ①受傷前ADLがJまたはAレベル，75歳未満の場合，1日2単位（40分）以上を目標に，積極的にリハビリテーションを進める。
  ②受傷前ADLがBレベルの場合，主治医と相談のうえ，理学療法士によるリハビリテーションの介入を検討する。
  ③受傷前ADLがCレベルの場合，理学療法士によるリハビリテーション介入はせず，病棟看護師が離床，車椅子移乗練習などを実施する。

図1 受傷前の日常生活自立度に応じたリハビリテーション

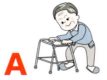

J 日常生活が自立している
A 家のなかでの生活がおおむね自立している

積極的なリハビリの介入

B 車椅子での生活が主

リハビリの介入を検討

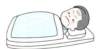

C 寝たきり

積極的介入は行わない

STEP 3　リハビリテーションの内容

- 術後1日目は全身状態（バイタルサイン，起立性低血圧，貧血，せん妄，不眠，めまいなど）を確認しながら進め，痛みに応じて座位・車椅子座位，立位練習を進める。
- 術後輸血中は全身状態が急変する可能性があるため積極的な運動は行わず臥位での運動までとする。
- 床上では，術後よりcalf pumping，下肢筋力強化運動（quad setting，SLR運動など）および関節可動域運動を行う。

- その他，個々の状態に応じたプログラムを追加実施する。
- 歩行練習は術前の歩行状態に応じて，平行棒，歩行車，（松葉杖），T字杖歩行と段階的に進めていく。
- 朝のカンファレンスに参加し，前日の患者状況（せん妄の有無，疼痛の程度）を共有する。

理学療法士からのアドバイス

● **多職種と患者状態の情報共有を行い，リハビリテーションを行いましょう。**
　急性期施設では，在院日数も短いため安定した歩行を獲得するまでリハビリテーションを実施することは困難です。入院後に多職種によるカンファレンスを行い，受傷前の日常生活の状況を把握し，目標設定を行います。そのうえで，全身状態をみながら病棟看護師と連携し，早期離床・早期リハビリテーションを進めていきます。特に認知症の有無や，せん妄を発症していないかといった情報もリハビリテーションを行う際には重要です。

● **病棟看護師と連携し，病棟でもできる限りのADL獲得をめざしましょう。**
　限られたリハビリテーションスタッフ数，そして限られたリハビリテーション時間では，私たち理学療法士だけでは介入に限界があります。リハビリテーションの進行状況をみながら適宜病棟看護師と情報交換を行い，リハビリテーションの時間以外でも病棟で看護師によるADL練習や歩行練習を実施しています。
　いずれにおいても，日々変わる患者の状況を多職種で共有することが，限られたリハビリテーション時間で最大限の効果を発揮するために大切です。そして重要なポイントとして，リハビリテーションを進めるためには疼痛コントロールが不可欠です。

Ⅲ章　各部門別の大腿骨近位部骨折簡易マニュアル

薬剤部門

STEP 1　入院時確認事項

● 初回面談
- 入院後，速やかに患者，家族と面談を行う。
- 入院前の投薬内容，服薬状況，副作用・アレルギー歴などについて情報収集を行う。

● 術前中止薬について
- 抗血小板薬・抗凝固薬は術前に休薬を主治医に確認し行う。
- 必要に応じて，一包化からの抜き取りや，薬袋の作成を行い，中止薬に関連したインシデントが起こらないよう十分注意する。
- 再開日については手術終了後に主治医に確認を行う。
- 副作用として深部静脈血栓症のリスクのある薬剤，免疫抑制薬などは，休薬を検討する。

● 代替薬の処方依頼・提案
- 持参薬の継続処方を依頼する際には，代替処方案を作成したうえで主治医に依頼する。
- 高齢者へ，特に慎重な投与を要する薬剤が含まれる場合は，減量・中止の検討を行ったうえで，主治医に『高齢者の安全な薬物療法ガイドライン2015』に記載の薬剤リスト[13]を参考に処方提案をする。
- その他，検査値や既往から不適切な処方がないか，同効薬の重複がないか，漫然と投与されている薬剤がないかなど，処方の妥当性について十分検討を行ったうえで代替処方案を作成する。
- 持参薬から代替処方に切り替える際は，重複投与などの切り替え時のイ

ンシデントが発生しないよう，薬剤師が確認を行ったうえで切り替える。やむを得ない場合を除き，切り替えは休日・時間外とならないようにする。

STEP 2 鎮痛薬

● 使用する薬剤
- アセトアミノフェン製剤を用いる。
- 肝機能障害やアレルギーなどで，アセトアミノフェンの投与が難しい場合は，主治医と協議のうえ，NSAIDsの使用も検討する。

● 使用法
- 術直後の疼痛管理のため，術後よりアセトアミノフェン静注液を6時間間隔で3回投与する。
- 投与終了後の次の服用時点から，アセトアミノフェン錠の内服に切り替える。アセトアミノフェンの投与量は15mg/kg/回を基準に決定する（主治医の判断で適宜増減可とする）。体重ごとの投与量については表1，2を参考にする。
- 夜間に疼痛の発現があった場合には，頓用のアセトアミノフェン錠内服を使用する。無効な場合は，ペンタゾシン注射液15mg＋ヒドロキシジン塩酸塩注射液25mgを筋注する。
- アセトアミノフェンの投与上限量を超える恐れがあるため，アセトアミノフェン坐剤は使用しない。

表1　アセトアミノフェン注射剤の投与量

体重	アセトアミノフェン注射剤1回量
40kg以下	500mg
40～60kg	750mg
60kg以上	1,000mg

表2　アセトアミノフェン錠の投与量

体重	アセトアミノフェン錠1回量
40kg以下	600mg
40〜50kg	750mg
50〜60kg	800mg
60kg以上	1,000mg

STEP 3　骨粗鬆症薬物治療 (p.21参照)

● 骨粗鬆症薬物治療の必要性

- 大腿骨近位部骨折は，骨密度にかかわらず骨折を起こした時点で薬物治療が必要となる[14]。
- 大腿骨近位部骨折患者に骨粗鬆症治療を行う目的は二次骨折の予防であり，大腿骨近位部骨折の予防効果が認められている薬剤を選択することが望ましい。

●「大腿骨近位部骨折クリニカルパス」への治療薬組み込み

- 「大腿骨近位部骨折クリニカルパス」には，ビスホスホネート製剤（月1回製剤）とエルデカルシトールの処方が組み込まれており，術後7日目に処方，術後8日目より開始する。
- 検査値や患者状態から，これらの薬剤の開始が難しい場合は，主治医と協議を行ったうえで治療内容を決定する。

● 骨粗鬆症薬物治療開始前の確認事項

- 投与前日までに，以下の事項について薬剤師が確認を行ったうえで，主治医と治療薬選択について協議を行う。
  ① 嚥下障害の有無
  ② 腎機能，補正Ca値
  ③ 入院前の骨粗鬆症治療歴

④180 mL 程度の飲水，30分間の座位保持が可能かどうか

⑤歯科治療を受けていないか，退院後に受ける予定がないか

⑥認知症の有無（座位保持などの指示を守れるかどうか）

- 入院前より骨粗鬆症薬物治療を受けている場合は，治療薬の内容によって今後の治療方針を決める。

STEP 4　老年病医との連携

●情報提供

- 処方オーダーの方法や，院内採用薬に関する情報提供を適宜行う。

●既存処方の見直し

- 入院前からの既存処方についても適宜見直しを行う。
- 特に以下に該当する場合は，初回面談後早急に処方の変更を行う。老年病医が不在の場合は，主治医に報告し指示を受ける。

①禁忌，併用禁忌に該当する場合

②同種・同効薬が異なる医師から重複処方されている場合

③腎機能などの検査値から，過量投与である場合

④不適切な用法で投薬されている場合

⑤明らかな副作用の発現がある場合

- また，以下に該当する場合も，入院中に老年病医と連携し処方の見直しを行う。

①慎重投与・併用注意に該当する場合（高齢者に対して慎重な投与を要する薬剤を含む）

②漫然と投与されている可能性がある場合

③入院中の経過や，検査値，食事量などから投薬内容を決める必要のある場合

④その他，薬学的見地から処方の見直しが必要な場合

● 退院時の診療情報提供

- 入院中に老年病医と連携し，処方の見直しを行った場合は，軽微な変更の場合を除き，転院時に転院先（退院の場合は**かかりつけ医**）への診療情報提供を**老年病医**に依頼する。

STEP 5　退院時確認事項

● 退院時の情報提供

- 入院中の骨粗鬆症治療薬に関して，骨粗鬆症治療連絡票と再骨折予防手帳への記載を行う。
- 地域連携パスを使用して転院となる場合は，地域連携パスへの記載も行う。また，入院中の処方内容についてお薬手帳に記載し，薬剤に関する情報提供を行う。

● 骨粗鬆症治療薬の処方確認

- ビスホスホネート製剤は，退院時に次回1回分以上の残薬があることを確認する。処方がされていない場合は，**主治医**に処方依頼を行う。
- また，次回服用日を薬袋と薬剤シートに記載する。

● 薬剤総合評価調整加算の取得

- 入院中に定期内服薬が2剤以上減少した場合は，薬剤総合評価調整加算の対象となる可能性があるため，算定要件を確認したうえで，可能であれば加算を取得する。
- ポリファーマシーとなっている患者では，入院中も積極的に処方の見直しを行い，薬剤数の削減に努める。

薬剤部門からのアドバイス

● 各科との連携を密にとりましょう。
　① 整形外科主治医と，治療方針の共有，骨粗鬆症薬物治療の開始・継続のための連携
　② 老年病医と，合併症予防と，既存処方適正化のための連携
　③ 看護師と，患者状態の把握や，骨粗鬆症治療薬の服薬支援に関する連携
　④ 理学療法士と，リハビリテーション時の疼痛コントロールのための連携
　⑤ 管理栄養士と，栄養状態や嚥下状態，必要時にNST介入を行うための連携
　⑥ 社会福祉士と，転院先の情報や患者の生活環境把握のための連携

　高齢者大腿骨近位部骨折に対する多職種連携における薬剤師の役割は，適切で安全な薬物治療の実施に取り組むことです。まずは，入院時の持参薬鑑別や，副作用・アレルギー歴の確認，検査値の確認，新規処方薬の薬剤指導といった，基本的な病棟薬剤業務・薬剤管理指導業務を確実に実行することが必要です。そのうえで，院内のさまざまな職種との連携を図っていく必要があります。

　また，薬剤師が専門的に取り組む事項として，周術期中止薬の確認，入院中の処方提案，鎮痛薬の使用管理，骨粗鬆症治療薬の選択と導入，老年病医と連携した処方の適正化，退院時の処方確認があります。

III章　各部門別の大腿骨近位部骨折簡易マニュアル

栄養科

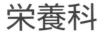

STEP 1　栄養管理

● 栄養管理手順（図1）

- 入院診療計画書が作成された後，管理栄養士が栄養管理計画書を作成する。
- 栄養管理計画書では必要エネルギー量，栄養補給内容を記載する。
- 入院時から退院時までの経過や栄養アセスメントを繰り返し実施し，栄養状態を評価していく。

図1　栄養管理手順

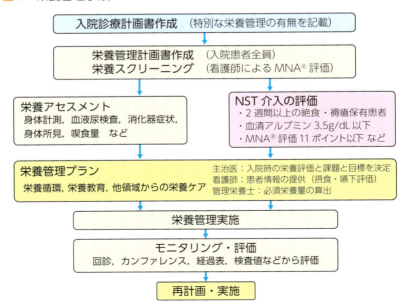

●評価時期および評価法

- 基本的に，以下の時期には評価を行う。

①**入院時**：栄養スクリーニング（看護師によるMini Nutritional Assessment；MNA®，**図2**），誤嚥・窒息リスク評価

②**入院～術前**：栄養アセスメント（血液尿検査，食事の喫食量確認など）

図2　Mini Nutritional Assessment-Short Form

簡易栄養状態評価表

Mini Nutritional Assessment -Short Form

MNA ®

BMI ☐

氏名：☐　　性別：☐

年齢：☐　体重：☐ kg　身長：☐ cm　調査日：☐ 年_月_日

当該の項目をチェックし，それらを加算してスクリーニング値を算出する。

スクリーニング

A　過去3カ月間で食欲不振，消化器系の問題，そしゃく・嚥下困難などで食事量が減少しましたか？

☐ 0 ＝ 著しい食事量の減少
☐ 1 ＝ 中等度の食事量の減少
☐ 2 ＝ 食事量の減少なし

B　過去3カ月間で体重の減少がありましたか？

☐ 0 ＝ 3kg 以上の減少
☐ 1 ＝ わからない
☐ 2 ＝ 1～3kg の減少
☐ 3 ＝ 体重の減少なし

C　自力で歩けますか？

☐ 0 ＝ 寝たきりまたは車椅子を常時使用
☐ 1 ＝ ベッドや車椅子を離れられるが，歩いて外出はできない
☐ 2 ＝ 自由に歩いて外出できる

D　過去3カ月間で精神的なストレスや急性疾患を経験しましたか？

☐ 0 ＝ はい　　☐ 2 ＝ いいえ

E　神経・精神的問題の有無

☐ 0 ＝ 強度認知症またはうつ状態
☐ 1 ＝ 中程度の認知症
☐ 2 ＝ 精神的問題なし

F1　BMI（kg/m²）：体重（kg）÷ 身長（m²）

☐ 0 ＝ BMI が 19 未満
☐ 1 ＝ BMI が 19 以上，21 未満
☐ 2 ＝ BMI が 21 以上，23 未満
☐ 3 ＝ BMI が 23 以上

BMI が測定できない方は，F1 の代わりに F2 に回答してください。
BMI が測定できる方は，F1 のみに回答し，F2 には記入しないでください。

F2　ふくらはぎの周囲長（cm）　：CC

☐ 0 ＝ 31cm 未満
☐ 3 ＝ 31cm 以上

スクリーニング値
（最大：14 ポイント）

☐ 12－14　ポイント　：　栄養状態良好
☐ 8－11　ポイント　：　低栄養のおそれあり（At risk）
☐ 0－7　ポイント　：　低栄養

11 ポイント以下は，NST 登録してください。

③術後：栄養アセスメント（血液尿検査，食事の喫食量確認，必要エネルギー量の見直しなど）

④リハビリテーション開始時：栄養アセスメント（血液尿検査，食事の喫食量確認，必要エネルギー量の見直しなど）

⑤退院直前：栄養アセスメント（血液尿検査，食事の喫食量確認，必要エネルギー量の見直しなど）

STEP 2　食事内容の変更

● 入院時～術前までの期間
- 主治医の指示以外にも，栄養アセスメントや既往歴によって特別食（治療食）への食事変更を依頼する。

● 術後期間
- Hb値10g/dL未満，貧血改善の服薬・注射などの治療が開始された場合には，貧血食に変更する。
- 創傷の治癒状況により適宜，栄養補助食品などを付加する。
- リハビリテーション開始後は，必要栄養量の再計算を行い，食事提供量の見直しを行う。

STEP 3　誤嚥・窒息リスク評価

- 食事が開始される際は，誤嚥・窒息リスク評価（図3，4）を実施してもらい，判定の区分により，食事形態を決定していく。
- 食事開始後も，むせなどがあった場合には，再度評価を行い，状況に合わせて食事形態の変更を行う。
- B判定の場合は，嚥下調整食（ムース食，ヤワラカ食Ⅰ・Ⅱなど）に変更し，誤嚥を防ぎながら状態の回復をめざす。

図3　誤嚥・窒息リスク評価実施手順

対　　象：全入院患者
実 施 者：看護師
実施時期：主治医から以下の指示があった場合
　　　　　①誤嚥・窒息リスク評価の実施，②内服開始，③飲水可，④経口摂取開始

※主治医から直接誤嚥・窒息リスク評価実施の指示がなくても，②〜④の指示があった場合には評価を実施することをお勧めします。

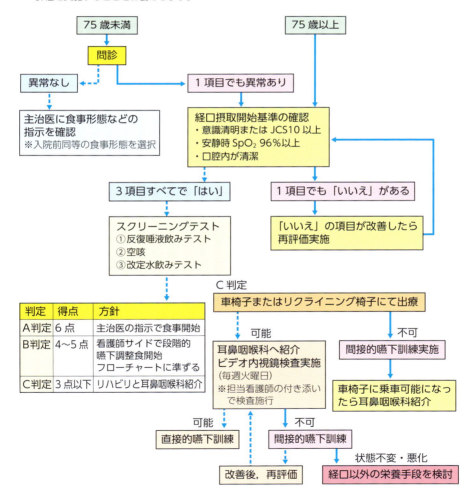

図4 誤嚥・窒息リスク評価

誤嚥・窒息リスク評価表

【日付】 令和　年 月 日

ID:＿＿＿＿＿　氏名:＿＿＿＿＿　記入者:＿＿＿＿＿

Ⅰ 入院時，誤嚥・窒息リスクのスクリーニング表

スクリーニング項目	問題なし	問題あり
入院前の食事形態	□常食	□経腸栄養　□ムース　□その他(＿＿＿＿)
入院前の食事時のむせ	□なし	□あり
既往歴・現病歴	□なし	□脳卒中など□肺炎　□認知症
入院時絶飲食	□なし	□あり
年齢	□75歳未満	□75歳以上
意識	□清明またはJCSⅠ桁	□JCSⅡ桁～Ⅲ桁
評価	すべて問題なしに☑がある	1項目でも問題ありに☑がある

A判定の対応に従う

●飲水，経口摂取の開始指示あり
Ⅰで，問題ありに1項目でも☑がある場合

① 口腔ケアを実施して口腔内を清潔にする

② 気道クリアランスを良好にする

③ Ⅱへ

Ⅱ 意識レベルを確認する

意識清明，または JCSⅠ桁である	□はい	Ⅲのスクリーニングテストを実施する
	□いいえ	①②③を継続し，JCSが改善時Ⅲのスクリーニングテストを実施する。または，医師にスクリーニングテスト実施の指示を確認する

Ⅲ 飲水，経口摂取開始前，誤嚥・窒息リスクのスクリーニングテスト

①RSST（反復唾液嚥下テスト） 　口腔内を湿らせた後に， 　30秒間唾液の嚥下を繰り返す(3回以上/30秒間)	□テスト困難(0) □できない(1)　　□できる(2) 　（　　回）　　　（　　回）	
②空咳 　できるだけ力強い咳払いを促す 　(吸痰時の力強い咳も可)	□テスト困難(0) □できない(1)　□できる(2)	
③MWST（改訂水飲みテスト） 　冷水3mLを口腔底に注ぎ	□テスト困難(0)	
・嚥下ができる	□できない(1)	□できる(2)
・むせの有無	□あり　(1)	□なし(2)
・「あー」と発生して声の変化の有無	□あり　(1)	□なし(2)
・呼吸の変化の有無	□あり　(1)	□なし(2)

※(0)認知機能の問題があり開口しない，水を吐き出す，飲み込まないなどでテストで判定ができない

①②③の合計点（　　　　）点

判定	対応
□A:低リスク（12点）	主治医の指示した食事開始(年齢,義歯の有無,入院前の食事形態などを考慮)
□B:中リスク（7～11点）	段階的嚥下調整食フローチャートを使用のうえ，看護師サイドで経口摂取開始
□C:高リスク（6点）	耳鼻咽喉科紹介のうえ，結果に応じてリハビリ紹介
□D:判定外（0点）	認知機能の問題が大きいため，代替的栄養手段の導入を検討

●以下の薬剤を内服中は摂食嚥下障害を引き起こすことがあるので十分に注意してください
- ・向精神薬　　　　　　　・利尿薬
- ・制吐薬,消化性潰瘍薬　・鎮咳薬
- ・抗パーキンソン病薬　　・抗痙攣薬
- ・ステロイド　　　　　　・筋弛緩薬
- ・抗コリン薬　　　　　　・抗がん剤

A判定・・・低リスクと評価，主治医の指示にて食事開始

B判定・・・中リスクと評価，段階的嚥下調整食を開始

以下，前述フローチャートに準じる

C判定・・・高リスクと評価，リハビリと耳鼻咽喉科にて嚥下評価を依頼

STEP 4 **Nutrition Support Team：NST介入**

- 以下の状況下になった場合はNST介入対象患者となり，状況に応じて介入していく（NST回診は1回／週）。
  - ① 2週間以上の絶食
  - ② 褥瘡保有
  - ③ Mini Nutritional Assessment（MNA®）評価11ポイント以下
  - ④ 血清アルブミン3g/dL以下
  - ⑤ Percutaneous Endoscopic Gastrostomy（PEG，経皮内視鏡的胃瘻造設術）の患者
  - ⑥ Total Parenteral Nutrition（TPN，中心静脈栄養）の患者
  - ⑦ 喫食量の減少

STEP 5 **栄養指導の介入**

● 集団栄養指導
- 骨粗鬆症の方，高齢者の方は入院中に「骨粗鬆症予防教室」に参加を促す。大腿骨近位部骨折患者はすべてこれに該当する。

● 個人栄養指導
- 既往歴などにより入院中に治療食を摂取されていた方，嚥下困難な方，骨粗鬆症治療の服薬が開始された方，主治医が必要と考え指示が出された場合は，個人栄養指導の対象とし指導を実施する。

　以上を実施し，早期の退院，食生活・食習慣の改善による骨粗鬆症予防，二次骨折予防に努める。

管理栄養士からのアドバイス

● **管理栄養士の業務をスタッフ全体に広く周知していきましょう。**

　管理栄養士の立場で多職種と連携を取っていく際のポイントは，まず管理栄養士の業務内容を他の職種に知ってもらうことです。管理栄養士の主な業務として，個人栄養指導，集団栄養指導などの栄養指導業務やNSTが挙げられますが，実際にはこの他に，褥瘡対策，摂食嚥下，心臓リハビリテーションなど多くのチーム医療にも加わっており，あらゆる面から栄養のサポートを行っています。

● **退院後も継続して栄養管理を行うために情報提供をしましょう。**

　また食事提供においては，高齢患者の摂食嚥下機能に注意を払い，患者が安全に無理なく摂取できるように，スタッフには日々食事形態のアドバイスを行っています。そのうえで，内科的疾患をもつ患者には特別食を提供し，栄養食事指導へつなげていきます。

　一方で，回復期病院などへ転院が決まった際には，入院中に提供していた食事内容や栄養管理状況を転院先に情報提供し，退院後も継続して栄養管理を行えるようにしています。

　このような管理栄養士の業務内容を知ってもらうことにより，チーム医療として患者情報を共有でき，コミュニケーションをとる機会が増えることで，これまで以上に有効な治療につなぐことができると思います。

III章　各部門別の大腿骨近位部骨折簡易マニュアル

メディカルソーシャルワーカー (MSW)

STEP 1　退院支援

- 入院2日以内に，退院支援が必要な患者のスクリーニングを行う（病棟看護師）。
- 病棟看護師（担当者），理学療法士（担当者），ソーシャルワーカーで退院計画カンファレンスを行い，退院後の方向性について情報交換を行う（毎週火曜）。

● 地域連携パスを使用した転院の場合
- 病棟看護師が，患者・家族と面談し，地域連携パスの内容や流れについて説明し，同意欄にサインをもらい，転院希望先についての確認を行う。
- 転院希望先に打診を行い，地域連携パス紹介患者情報送信票をFAXし，転院日の調整を行う。

● 自宅退院の場合
- 入院前の介護保険のサービス利用について確認する。
- 今まで介護保険サービスの利用がない場合は，介護保険申請について説明する。
- 患者・家族と面談し，今後必要な在宅サービスについて説明し，サービス調整を行う。
- 必要に応じて，ケアマネジャーや在宅サービス事業者と合同カンファレンスを行う。

● 入院前の病院・施設に戻る場合
- 退院可能な時期について，確認を行う。

- 創部の状態，食事摂取や排泄の状況，ADLなどを確認し，入院前の施設・病院へ受け入れについての連絡を行う。
- 受け入れ可能であれば，退院日時・移動方法について確認を行う。

 メディカルソーシャルワーカー（MSW）からのアドバイス

大腿骨近位部骨折患者への退院支援
① MSWの役割を多職種のなかで周知する。
② 入院前から患者の退院までの支援の流れに従い，関連する職種や部署のマニュアルに「MSWへの連絡」を記載してもらう。

　大腿骨近位部骨折に限らず，入院後早期からの退院支援は，患者・家族が安心して入院治療を受け，その後の療養先を考えていくために重要です。当院では地域医療連携の中心部門として「ふれあい地域医療センター」を設置し，退院支援部門とともに前方連携として他医療機関からの予約受付や救急受診相談，病床管理センター，入院案内・術前検査センターがワンフロアに集約されています。

　この集約化により，前方連携担当者が他の医療機関から大腿骨近位部骨折患者の連絡を受けた段階で，病床管理センターが入院ベッドの確保を行える体制になっています。また救急センターから入院の場合でも，大腿骨近位部骨折患者が入院するという情報は必然的に退院支援担当者にもいち早く届くことになります。結果，退院支援担当者が早期に患者の入院前の生活の情報を収集し，家族との面談を行うことが可能になっています。

　多職種連携の導入に際しては，チーム全体にMSWが行う退院支援業務の内容を理解いただき，患者の入院前もしくは入院後すぐに連絡が入る体制を構築することが重要です。

大腿骨近位部骨折患者への退院支援院内外の連携の要としての役割
① MSWが患者・家族から得た情報（退院先の希望や今後の生活への不安など）は積極的に多職種にフィードバックする。
② ケアマネジャーなどと連携し，患者の入院前の生活情報をキャッチし，院内各職種と情報共有する。

③ 院内多職種の患者へのかかわりを転院先やケアマネジャーなど院外に発信する。

　MSWと患者・家族の面談では入院前の状況，今後について不安な点や退院後の希望などについて詳しく話を伺いながら，治療から退院後の方向性を共有します。必要に応じて介護保険などの制度説明やケアマネジャーや施設と連絡をとり合うなどして，入院生活を安心して過ごすことができるよう必要な情報を整理しながら支援していきます。

　この面談で得られた情報を，「専用カルテ」や電子カルテ内の記録に残すことで，院内多職種との連携を行っています。また週1回実施する退院計画カンファレンスで，病棟看護師やリハビリ担当者，薬剤師など多職種で，患者・家族の希望や病状について情報交換を行っています。この内容は，これまで患者の生活を支えてきたケアマネジャーや転院先のMSWなど院外関係者と共有し，患者一人ひとりに合った転院先や退院先を選ぶ支援に役立てています。このようにして，院内外を問わず患者にかかわるすべての職種が切れ目なく，患者のめざす生活を支援することにつながっています。

参考文献一覧

Ⅰ章

1) Hagino H, et al. Survey of hip fractures in Japan: Recent trends in prevalence and treatment. J Orthop Sci 2017；22：909-14.
2) Vidán M, et al. Efficacy of a comprehensive geriatric intervention in older patients hospitalized for hip fracture: a randomized, controlled trial. J Am Geriatr Soc 2005；53：1476-82.
3) Fisher AA et al. Outcomes for older patients with hip fractures: the impact of orthopedic and geriatric medicine cocare. J Orthop Trauma 2006；20：172-8.
4) Stenvall M, et al. Improved performance in activities of daily living and mobility after a multidisciplinary postoperative rehabilitation in older people with femoral neck fracture: a randomized controlled trial with 1-year follow-up. J Rehabil Med 2007；39：232-8.
5) Friedman SM, et al. Impact of a comanaged Geriatric Fracture Center on short-term hip fracture outcomes. Arch Intern Med 2009；169：1712-7.
6) Leung AH, et al. An orthogeriatric collaborative intervention program for fragility fractures: a retrospective cohort study. J Trauma 2011；71：1390-4.
7) Grigoryan KV, et al. Orthogeriatric care models and outcomes in hip fracture patients: a systematic review and meta-analysis. J Orthop Trauma 2014；28：e49-55.
8) Ueoka K, et al. The influence of pre-operative antiplatelet and anticoagulant agents on the outcomes in elderly patients undergoing early surgery for hip fracture. J Orthop Sci 2019：pii：S0949-2658（19）30006-5.
9) Klotzbuecher CM, et al. Patients with prior fractures have an increased risk of future fractures: a summary of the literature and statistical synthesis. J Bone Miner Res 2000；15：721-39.

Ⅱ章

1) Vidán M, et al. Efficacy of a comprehensive geriatric intervention in older patients hospitalized for hip fracture: a randomized, controlled trial. J Am Geriatr Soc 2005；53：1476-82.
2) Fisher AA et al. Outcomes for older patients with hip fractures: the impact of orthopedic and geriatric medicine cocare. J Orthop Trauma 2006；20：172-8.
3) Stenvall M, et al. Improved performance in activities of daily living and mobility after a multidisciplinary postoperative rehabilitation in older people with femoral neck fracture: a randomized controlled trial with 1-year follow-up. J Rehabil Med 2007；39：232-8.
4) Friedman SM, et al. Impact of a comanaged Geriatric Fracture Center on short-term hip fracture outcomes. Arch Intern Med 2009；169：1712-7.
5) Leung AH, et al. An orthogeriatric collaborative intervention program for fragility fractures: a retrospective cohort study. J Trauma 2011；71：1390-4.
6) Grigoryan KV, et al. Orthogeriatric care models and outcomes in hip fracture patients: a systematic review and meta-analysis. J Orthop Trauma 2014；28：e49-55.

Ⅲ章

◆ 内科

1) 日本糖尿病学会編. 糖尿病治療ガイド2018-2019. 文光堂；東京, 2018.
2) 日本腎臓学会・日本高血圧学会編. CKD（慢性腎臓病）診療ガイド2012. 東京医学社；東京, 2012.
3) 一般社団法人日本アレルギー学会 喘息ガイドライン専門部会監. 喘息予防・管理ガイドライン2015. 協和企画；東京, 2015.

◆ 麻酔科

4) Luger TJ, et al. Neuroaxial versus general anaesthesia in geriatric patients for hip fracture surgery: does it matter? Osteoporos Int 2010；21：S555-72.

◆ 周術期ケア部門

5) Hodkinson HM. Evaluation of a mental test score for assessment of mental impairment in the elderly. Age Ageing 1972；1：233-8.
6) 日本総合病院精神医学会せん妄視診改訂班. 増補改訂せん妄の臨床指針. 星和書店；東京, 2015, p100-4.
7) 寺田整司. 高齢者せん妄の薬物療法. 日老医誌 2014；51：428-35.
8) 一瀬邦弘. せん妄. 今日の精神科治療指針. 医学書院；東京, 2013, p809-12.
9) 中村 純編. 他科からの依頼患者の診方と対応. 医学書院；東京, 2015, p21-2.

◆ リハビリテーション部門

10) 日本整形外科学会診療ガイドライン委員会/大腿骨頚部/転子部骨折診療ガイドライン策定委員会: 大腿骨頚部/転子部骨折診療ガイドライン 改訂第2版. 南江堂；東京, 2011.
11) 佐浦隆一, ほか. 大腿骨近位部骨折の術後リハビリテーション. MB Med Reha 2016；197：31-5.
12) 中島義博, ほか. Ⅲ. リハビリテーション実践 疾患別 骨折：下肢 大腿骨頚部骨折—大腿骨近位部（頚部/転子部）骨折のリハビリテーション—. MB Med Reha 2014；176：71-8.

◆ 薬剤部門

13) 日本老年医学会 日本医療研究開発機構研究費・高齢者の薬物治療の安全性に関する研究研究班編. 高齢者の安全な薬物療法ガイドライン2015. メジカルビュー社；東京, 2015, p26-31.
14) 骨粗鬆症の予防と治療ガイドライン作成委員会. 骨粗鬆症の予防と治療ガイドライン2015年版. ライフサイエンス出版；東京, 2015.

◆ 栄養科

15) American Society for Parental and Eterna. The A.S.P.E.N. Nutrition Support Practice Manual 1998（LSLF）. Kendall Hunt Pub Co, 2001.
16) 厚生労働省. 日本人の食事摂取基準（2015年版）.
17) 日本摂食・嚥下リハビリテーション学会医療検討会. 日本摂食・嚥下リハビリテーション学会嚥下調整分類2013. 日摂食嚥下リハ会誌 2013；17：255–67.
18) 日本腎臓学会編. エビデンスに基づくCKD診療ガイドライン2018. 東京医学社；東京, 2018.
19) 日本高血圧学会高血圧治療ガイドライン作成委員会. 高血圧治療ガイドライン2014.
20) 日本糖尿病学会編・著. 糖尿病診療ガイドライン2016. 南江堂；東京. 2016.
21) 日本動脈硬化学会編. 動脈硬化性疾患予防ガイドライン2017年版. 日本動脈硬化学会, 2017.
22) 骨粗鬆症の予防と治療ガイドライン作成委員会編. 骨粗鬆症の予防と治療ガイドライン2015年版.

> 脆弱性骨折を解決するため，国際的研究団体であるFFN（Fragility Fracture Network）より以下の呼びかけがなされ，多数の国際的および各国の学会が支持している。

世界的な行動の呼びかけ
Global Call to Action on Fragility Fractures 2018
脆弱性骨折患者の治療を改善するために
Fragility Fracture Network

　社会の高齢化は，脆弱性骨折発生率の劇的な増加を引き起こし，患者，その家族，保健システムおよび社会全体に大きな負担を課しています。[1]したがって現状を打開することが義務となり必要となっています。患者の機能を回復させ，その後の骨折を予防するために，私たちは脆弱性骨折治療への体系的なアプローチの一日も早い実施を求めます。

　以下の改善が急務です：

・大腿骨近位部骨折，臨床的椎体骨折および他の重度の脆弱性骨折を負った人のための急性期多職種連携治療

・高齢者だけでなく若年層患者を含むすべての脆弱性骨折が最初に発生した後の，次の骨折を予防する迅速な二次骨折予防

・大腿骨近位部骨折や重度の脆弱性骨折によって正常機能が損なわれている人々に対する継続的な回復期治療

　脆弱性骨折の高齢者は，しばしば全身管理，短期および長期の生存率および機能回復に影響を及ぼすような慢性疾患を骨折前からかかえています。せん妄を最小限に抑え，合併症を避けることは，良好な転帰を実現するために不可欠です。適切な疼痛管理，手術のための迅速な最適化および早期手術は，合併症発生頻度および死亡率を改善させます。適切な術前評

価により，急性の内科的疾患や慢性疾患の悪化の診断や治療を可能にします。[2]

　その目標に向けて，脆弱性骨折を有する人々は，適切かつ効率的な術前評価と準備を可能にする多職種連携診療体制のもとで管理されるべきことが，ますます認識されるようになっています（Orthogeriatric Service - OGS）。大腿骨近位部骨折患者では，専門の老年整形病棟における老年病専門医と整形外科医との間の協働治療モデルが，手術待機期間と入院期間とを短縮し，入院中および1年後の死亡率を最小化することが示されています。[3]

　脆弱性骨折をおこしたすべての年齢の人々で，その後の骨折リスクは高くなります。しかし，世界各地で実施された多くの研究では，骨折後の重大かつ容認できない治療上の格差が明確に報告されています。[4]

　したがって，これらの高リスク患者の治療上の決定を通知する際は，骨折リスク評価が不可欠です。薬物治療および非薬物治療の選択肢があり，それらは次の骨折を予防するのに有効です。しかし，脆弱性骨折患者の80％は認識されず，未治療のままです。コーディネーター主導の骨折リエゾンサービス（Fracture Liaison Services=FLS）による骨折後ケアを導入することで，多くの国で，骨粗鬆症管理と転倒予防の両方を含む二次骨折予防ケアが改善しています。これらのサービスは，若年および高齢患者における再骨折予防効果を高めることが明らかになっています。[5,6]

　大腿骨近位部骨折をおこす前は自立していた高齢者の約半数が，骨折前の歩行能力，自立を維持するために必要な日常活動行うための能力を回復することができません。これらの機能的限界に対する長期リハビリテーションの戦略は，急性回復期間を超えた継続的実施が必要です。このリハビリテーションにも多職種連携ケアチームが患者やその家族と協力しながら管理することが必要です。[7]

　この脆弱性骨折の危機に対処するために，下記に署名した組織（注）は，すべての脆弱性骨折の治療の現状を改善し，その後の骨折を予防し，機能

的能力と生活の質を回復させるために実施している現在の努力をさらに強化することを誓約します。今こそ行動すべき時です。私達は，現状がもはや容認できる状態ではなく，次の骨折患者からすぐにも行動を始められることを認識する必要があります！

　また，さまざまな分野で具体的な行動が求められています。

患者および患者支持団体
- 骨折後の患者の転帰および回復を最適化し，さらなる転倒や骨折を防ぐために，適切な時に，適切な場所で，適切な医療従事者による医療へのアクセスを求める。

個々の医療従事者
- エビデンスに基づくベストプラクティスを追求，作成し，それに従う
- 同僚と多職種連携チームを結成して，脆弱性骨折患者のニーズを見極めて対応する

医療専門家団体
- 全国的かつ地域的に協力して提携関係を結び，政策立案者へ統一された声を伝える
- 最良の入手可能な研究エビデンスを用いて，適切なケアのための明確な基準を設定するコンセンサスガイドラインを作成し，パフォーマンスを評価するための指標を提案する
- 最良の治療を確立できる教育および研究プログラムを拡大する

政府機関
- 脆弱性骨折が社会にもたらす脅威に対応する
- この難題に取り組むことができる保健システムを確立する上で果たす重要な役割を認識する
- 国民健康戦略における急性および長期の脆弱性骨折治療とその予防に優先順位を付ける
- 脆弱性骨折患者の転帰を改善するように設計されたケアモデル（すな

わち，OGSおよびFLS）の開発，実施，および試行に利用可能な資金を増やす

保険会社（民間および公的）

- 脆弱性骨折を起こした人々の治療と骨折予防を改善する最も効果的なサービスを補償する
- 必要に応じて最高のケアの提供にインセンティブを与える
- 脆弱性骨折患者医療のベストプラクティスに関する研究のために追加資金を提供する

健康システムと医業

- 品質基準を採択し，基準として確立する
- 臨床医および医療システムに脆弱性骨折の最適な急性および長期的管理と二次予防を提供するようインセンティブを与える
- 脆弱性骨折治療のベストプラクティスに関する研究に対して追加資金を提供する
- 脆弱性骨折の患者，その治療および長期的転帰に関する情報を収集して分析し，この情報を用いて治療に変化をもたらし，その進行および臨床結果をモニターする

業界

- 患者にとっての明確な価値を通じて患者の転帰を改善することを意図した新製品と新技術の開発と評価により，治療とサービスのニーズに対応する
- これらの製品および技術の開発と評価で専門家団体，政府機関，大学，保険会社，医療システムと協力する
- OGSやFLSのような脆弱性骨折治療や骨折予防への体系的アプローチの実施を世界的に提唱する

　正当に認知されておらず，正しい治療も受けていない骨粗鬆症性骨折患者の危機的状況は受け入れがたいものであり，この問題に本腰をいれて取り組むことこそが，私たちの責務です。我々の患者も社会ももう待てません！

参考文献：

[1] Sànchez-Riera L, Wilson N. Fragility Fractures & Their Impact on Older People. Best Pract Res Clin Rheumatol. 2017;31(2):169-191.

[2] Wilson H (2017). Pre-operative management. In: Falaschi P, Marsh DR (eds). Orthogeriatrics. Springer.

[3] Prestmo A, Hagen G, Sletvold O, Helbostad JL, Thingstad P, Taraldsen K, Lydersen S, Halsteinli V, Saltnes T, Lamb SE, Johnsen LG, Saltvedt I. Comprehensive geriatric care for patients with hip fractures: a prospective, randomised, controlled trial. Lancet 2015;385:1623–33.

[4] Harvey NC, McCloskey EV, Mitchell PJ, Dawson-Hughes B, Pierroz DD, Reginster JY, Rizzoli R, Cooper C, Kanis JA. Mind the (treatment) gap: a global perspective on current and future strategies for prevention of fragility fractures. Osteoporosis International 2017 May;28(5):1507-1529.

[5] Ganda K, Puech M, Chen JS, Speerin R, Bleasel J, Center JC, Eisman JA, March L, Seibel MJ.Models of care for secondary prevention of osteoporotic fractures: a systematic review and meta-analysis. Osteoporosis International 2013, 24, 393-406.

[6] Blain H, Masud T, Dargent-Molina P, Martin FC, Rosendahl E, van der Velde N, Bousquet J, Benetos A, Cooper C, Kanis JA, Reginster JY, Rizzoli R, Cortet B, Barbagallo M, Dreinhöfer KE, Vellas B, Maggi S, Strandberg T; EUGMS Falls and Fracture Interest Group; European Society for Clinical and Economic Aspects of Osteoporosis and Osteoarthritis (ESCEO), Osteoporosis Research and Information Group (GRIO), and International osteoporosis Foundation (IOF). A Comprehensive Fracture Prevention Strategy in Older Adults. The European Union Geriatric Medicine Society (EUGMS) Statement. J Nutr Health Aging. 2016;20(6):647-652.

[7] Dyer SM, Crotty M, Fairhall N, Magaziner J, Beaupre LA, Cameron ID, Sherrington C; Fragility Fracture Network (FFN) Rehabilitation Research Special Interest Group. A critical review of the long- term disability outcomes following hip fracture. BMC Geriatr.2016;16:158.

(注) 国内支持団体：日本整形外科学会，日本骨折治療学会，日本老年病学会，日本骨代謝学会，日本転倒予防学会

索 引

和文

あ

アスピリン	58
アセトアミノフェン	71
アレルギー	39, 71
イコサペント酸エチル	58
インスリン	55
院内ガイドライン	9, 41
院内マニュアル	9
栄養アセスメント	76
栄養管理計画書	76
栄養補助食品	78
エドキサバン	59
嚥下障害	63, 72
嚥下調整食	78
お薬手帳	74
オランザピン	60

か

介護保険	83
外側大腿皮神経	58
かかりつけ医	74
喀痰培養	51
下肢筋力強化運動	68
下肢静脈エコー	62
過鎮静	60
合併症	4
下部尿路機能障害	66
肝機能障害	71
患者情報提供依頼書	46
関節可動域運動	68
管理栄養士	76
休薬期間	58
起立性低血圧	68
クエチアピン	60
車椅子	63

クロピドグレル	58
ケアマネジャー	83
ケイセントラ®	59
経皮内視鏡的胃瘻造設術	81
血液内科	55
言語聴覚士	63
抗うつ薬	60
抗凝固薬	11, 70
抗血小板薬	11, 58, 70
硬膜外麻酔	58
高齢者骨折の特徴	3
誤嚥	78
誤嚥・窒息リスク評価	78
呼吸器内科	55
骨折リエゾンサービス	19
骨粗鬆症	72
―・転倒予防教室	21
―リエゾンサービス	19
―予防教室	81
骨粗鬆症治療	3
―継続	22
―薬	75
―薬選択基準	21
―率	16
―連絡票	22, 74
骨密度	72

さ

再骨折部位	25
再骨折率	24
坐骨神経	58
酸素飽和度	62
歯科治療	73
ジピリダモール	58
社会経済的負担	2
収益効率	33
手術待機期間	4

索　引 93

循環器内科	54
消化器内科	55
褥瘡	64，81
シロスタゾール	58
腎機能	72
神経ブロック	58
腎臓内科	55
深部静脈血栓症	29，57，70
―予防	62
心不全	29
診療報酬制度	6
スライディングスケール	55
生存率	4
脊髄くも膜下麻酔	57
絶食	81
全身管理	3
喘息	55，63
せん妄	29，60，68，69
―予防ケアマニュアル	61
専門内科受診	41
専用カルテ	10，40，53
早期手術	3

た

大腿骨近位部骨折	2
―疑いクリニカルパス	19，50，53
大腿骨頚部／転子部骨折推計発生数	2
代替処方	70
大腿神経	58
大動脈弁狭窄症	57
脱水	62
ダビガトラン	59
弾性ストッキング	62
弾性包帯	62
地域連携パス	23，74，83
チクロピジン	58
中心静脈栄養	81

超音波ガイド	58
腸骨筋膜下ブロック	57
鎮痛薬	71，75
転倒場所	25
転倒予防	3
透析患者	55
疼痛コントロール	69，75
糖尿病	55，60
トラゾドン	60

な

内服薬	46
内分泌内科	55
二次骨折	18，72
―予防	3
日常生活の自立度	16
入院期間	4
尿培養	51
尿閉改善率	14
認知症	39，62

は

肺炎	14，29，55
―予防ケアマニュアル	63
肺塞栓症	29
バイタルサイン	68
排尿ケア	64
排尿日誌	66
廃用予防	67
バルーンカテーテル	50，64
ハロペリドール	60
ビスホスホネート製剤	74
非代償性心不全	57
ビタミンK	59
必要エネルギー量	76
ヒドロキシジン塩酸塩	71
貧血	68，78

副作用	60
フットポンプ	62
不眠	68
プラスグレル	58
プロトロンビン時間国際標準比	59
平均入院総医療費	17
閉鎖神経	58
ペンタゾシン注射液	71
ホーマンズ徴候	62
ポリファーマシー	74

ま

マウスケア	64
麻酔法	29
慢性腎臓病患者	55
ミアンセリン	60
むせ	63, 78
めまい	68
メラトニン	60

や

薬剤師	72
薬剤総合評価調整加算	74
輸血同意書	51

ら

ラメルテオン	60
理学療法士	69
リバーロキサバン	59
リハビリテーション	69
リマプロストアルファデクス	58
連鎖骨折	18

わ

ワルファリン	59

欧文

A・B

Abbreviated Mental Test Score (AMTS)	60
ADL	39, 67
Best Practice Tariff	6

C・D

calf pumping	68
CSLベーリング	59
D-ダイマー	62

F

fascia iliaca compartment block (FICB)	57
Fracture Liaison Service (FLS)	19

M・N

Mini Nutritional Assessment (MNA®)	77, 81
National Hip Fracture Database 2013	7
nutrition support team (NST)	63, 75, 81

O・P・Q

Osteoporosis Liaison Service (OLS)	19
PT-INR	59
quad setting	68

大腿骨近位部骨折チーム医療スターターガイド

2019 年 10 月 20 日　第 1 版第 1 刷発行

- **編　著**　富山市民病院
　　　　　高齢者大腿骨近位部骨折に対する
　　　　　多職種連携アプローチプロジェクトチーム

- **発行者**　三澤　岳

- **発行所**　株式会社メジカルビュー社
　　　　　〒162-0845 東京都新宿区市谷本村町2-30
　　　　　電話　03(5228)2050(代表)
　　　　　ホームページ http://www.medicalview.co.jp/

　　　　　営業部　FAX 03(5228)2059
　　　　　　　　　E - mail　eigyo@medicalview.co.jp

　　　　　編集部　FAX 03(5228)2062
　　　　　　　　　E - mail　ed@medicalview.co.jp

- **印刷所**　シナノ印刷株式会社

ISBN978 - 4 - 7583 - 1873 - 0 C3047

© MEDICAL VIEW, 2019. Printed in Japan

- 本書に掲載された著作物の複写・複製・転載・翻訳・データベースへの取り込みおよび送信（送信可能化権を含む）・上映・譲渡に関する許諾権は，（株）メジカルビュー社が保有しています．
- JCOPY 〈出版者著作権管理機構 委託出版物〉
  本書の無断複製は著作権法上での例外を除き禁じられています．複製される場合は，そのつど事前に，出版者著作権管理機構（電話 03–5244–5088，FAX 03–5244–5089，e-mail：info@jcopy.or.jp）の許諾を得てください．

- 本書をコピー，スキャン，デジタルデータ化するなどの複製を無許諾で行う行為は，著作権法上での限られた例外（「私的使用のための複製」など）を除き禁じられています．大学，病院，企業などにおいて，研究活動，診察を含み業務上使用する目的で上記の行為を行うことは私的使用には該当せず違法です．また私的使用のためであっても，代行業者等の第三者に依頼して上記の行為を行うことは違法となります．